How to Get to Grips with Grief:
40 Ways to Manage the Unmanageable

再见，悲伤

面对亲人离去的心理重建之道

[英] 詹姆斯·威西（James Withey） 著
姚育红 译

中国科学技术出版社
·北　京·

图书在版编目（CIP）数据

再见，悲伤：面对亲人离去的心理重建之道 / (英) 詹姆斯·威西 (James Withey) 著；姚育红译. -- 北京：中国科学技术出版社，2025. 5. -- ISBN 978-7-5236-1252-1

Ⅰ. R395.6-49

中国国家版本馆 CIP 数据核字第 2025AL1109 号

策划编辑	李　卫
责任编辑	孙倩倩
版式设计	蚂蚁设计
封面设计	创研设
责任校对	张晓莉
责任印制	李晓霖

出　　版	中国科学技术出版社
发　　行	中国科学技术出版社有限公司
地　　址	北京市海淀区中关村南大街 16 号
邮　　编	100081
发行电话	010-62173865
传　　真	010-62173081
网　　址	http://www.cspbooks.com.cn

开　　本	787mm × 1092mm　1/32
字　　数	96 千字
印　　张	7.5
版　　次	2025 年 5 月第 1 版
印　　次	2025 年 5 月第 1 次印刷
印　　刷	北京盛通印刷股份有限公司
书　　号	ISBN 978-7-5236-1252-1/R · 3436
定　　价	59.00 元

献给爸爸，献给瓦尔（Val），献给娜奥米（Naomi）。

爱人虽逝，爱却永存。

迪伦·托马斯（Dylan Thomas）

目录

引　言

当悲伤袭来时，你就犹如正在经历一场山崩地裂的地震。

悲伤带来一种令人麻痹的恐惧，深不可测。我们的精神根基被动摇了。我们的世界发生了天翻地覆的变化，我们的心灵似乎出现了一个缺口，让我们深深地陷入痛苦的泥沼之中——感觉快要崩溃了，因为没有任何东西能够弥补这个缺口。

对于你所遭受到的痛苦，一句“节哀”是起不了多大作用的。无论我说什么，都很难抚平你内心的悲伤。在悲伤面前，语言有时显得苍白无力，但有时它又至关重要——尝试说一些能够宽慰彼此和鼓励自己的话语吧！

再见，悲伤

自从我5岁那年父亲去世，我就认识悲伤这头巨“兽”了。它伴随着我一起长大，我俩形影不离，不曾分开。在我人生的道路上，其他我深爱的人也相继离我而去，包括我最好的朋友、我的祖父母和其他亲人、我的小猫咪和那一群群的小仓鼠……甚至还有我最喜欢的竹节虫“伯尼”。

作为一名心理咨询师和社会护理工作者，在过去20年间，我一直用心帮助那些经历悲伤的人。我陪着他们，一起体会亲人逝去后的那种绝望，那种撕心裂肺的悲伤，就仿佛心被挖走般，空洞茫然，随时可能跌入痛苦的深渊。

这本书是专门写给那些失去亲人的人的。他们的亲人可能刚离去不久，也可能是几年前逝去的，不管怎样，这感觉就像昨天才发生的那样令人心痛。那种隐隐作痛的感觉，那种令人极度不适的痛楚，我都体会过，也很清楚。从此，你感觉自己的世界发生了天翻地覆的变化，却不知道该如何去弥补这一切。震惊之余，我们不免困惑：为什么世界其他地方的事物还在照常运转？为什么树木继续生长？为什么人们都若无其事地搭乘公交车？为什么狐狸还在猎取食物？交警仍在街上继续巡逻，人们照常出去购物，乡民们也不甚在意，面对这一切，你发出阵阵嘶吼声："他们死了！难道他们就该死吗？你们怎么都这么无动于衷！"可周遭的一切仿佛依旧未曾改变。

人类的悲欢并不相通。在这个世界上，没有人可以真正对另一个人的伤痛感同身受。我们很难接受真实发生的一切。带着这种悲伤，我们要如何好好生活下去呢？

在这本书里，我写了 40 种方法，以期帮助你好好生活下去。不要尝试摆脱悲伤，而要学会掌控它，在其身边坐稳立定，携手同行。当你感到无比悲伤、无所适从时，请参考本书提供的思路和框架。

再见，悲伤

我不会轻飘飘地跟你说，“时间会治愈一切”，因为事物的发展并非一直如此：有时候会变得更糟，然后可能会变得更好，接着又陷入低谷，并以一种崭新的形态呈现。我想说的是，在面对悲伤时，我们可以采取多种方式来掌控自己的情绪状态——无论它正如何折磨着你，无论你当下处于悲伤的哪个阶段。你不会再像以前那样深陷于悲伤之中，而是学会与之共存。尽管你感到身心俱裂、千疮百孔，但你还是挺了过来。

我打算在书中融入些许幽默元素。这并不是要去淡化你正在经历的磨难，而是要去平衡惊天动地的哀愁。微笑吧！这样才能真正读透这本书。悲伤已足够可怖了，谁还需要去读一本让人感到更加沉重的书呢？或许有人看了这本书会落泪——就像我写这本书时一样。我们可以共同面对，让我们一起哭个痛快吧！

每个人都会在某个时刻感到悲伤。人的一生，有两件事不可避免，一是死亡，二是纳税。[1] 但我认为还应加上悲伤。即便你是位隐士，居住在格陵兰岛附近的迪斯科岛（没错，它确实存在）上，当你最喜爱的海鸥死去时，你也会感到无比悲痛。

悲伤是你和另一个人之间爱的信物。即使他已经离我们而去，但爱仍在延续。悲伤永远不会消失，因为它提醒着我们有多爱那个人，以及如何被那个人深深地爱和呵护着。

化解悲伤对每个人来说都极具挑战性，而且我们每个人应对悲伤的方式都不尽相同，所以，没有任何“摆脱悲伤”的规则可循；若有人向你推销类似“灵丹妙药”的方法，请直接一脚把他踢得远远的，然后赶紧跑吧——那完全就是胡说八道！此外，若有人说你会自然而然顺利度过这段“模式化”的悲伤阶段，切勿相信，

① 这句话出自美国政治家、科学家本杰明·富兰克林。——译者注

他们说不定还想要说服你给袜子购买保险呢。

应对悲伤是一个积极的过程，需要付出努力和耐心——这并非易事。但回报却是无比丰厚的：这个回报就是你自己。我要告诉你，不论你是怎么看待自己的，你都是最重要的那个人。逝去的人也深信你真的很重要。因此，此时此刻，就算你不能为了自己照顾好自己，无论如何也请为了他们照顾好你自己。

你无须一次将这 40 种方法都试个遍——实际上，千万不要试图这么做，那也太过了。只需通读一遍本书，尝试其中一种方法即可；如果不奏效，可以再换另一种方法试试。由于不同的方法在不同的时候起作用，所以当情况发生变化时，请回头再试一次。

此外，你也无须从头到尾逐页阅读本书，你可以从任意章节开始阅读。像悲伤这样复杂的情绪，本就没有简单明了的时间表可循。何况人在悲伤的时候，做任何事情都很困难，因此本书的章节被设计得很短小，以便碎片化阅读。

郑重声明：我与你同在！

余生漫漫，请轻松前行吧。

詹姆斯·威西

第 1 章

悲伤结束了吗

当有人在我父亲去世 10 年后问我是否“放下了”时，我没有立即走上前去甩给他一耳光——这可能是我有生以来最大的克制。说实话，我现在有点后悔，因为如果我能看到他当时脸上的表情就好了。下面是我和一个愚蠢的熟人在咖啡馆里的谈话，发生在我的一个好朋友去世几个月后。

愚蠢的熟人：那么，詹姆斯，你还好吗？你觉得你现在已经完全放下了吗？

再见，悲伤

我：抱歉，放下什么？

愚蠢的熟人：你知道，乔丹死了。

我：是的，我知道。

愚蠢的熟人：那么你已经放下了？

我：当你说“放下”的时候，你到底是什么意思？

愚蠢的熟人：我的意思是，你还好吧？现在没事了吧？全部“翻篇”了吧？

我：什么？

愚蠢的熟人：毕竟已经过去几个月了，所以……

我：所以什么？

愚蠢的熟人：所以，你现在生活恢复正常了？

我：我恢复正常了吗？嗯……让我想想。我的挚友已经离开了我，我们20年的情谊如同一场美丽而短暂的梦。他曾是我的精神支柱，我什么都向他倾诉，我们情同手足，但三个月前他却永远地离开了我。你现在居然轻描淡写地问我是否“翻篇”了？

愚蠢的熟人：是的。那你放下了吗？

你会再次庆幸，我并未对他进行任何人身攻击。然而，在我的脑海里，我早已把他打得血肉模糊，然后用一门巨大的紫色大炮，把他发射到了另一个星系。

你可以关闭房门、窗户和花园大门，也可以躲避你在科罗拉多州发现的那些“出人意料”的毛茸茸的活板门蛛。然而，这些都与悲伤无关。悲伤不是你要去越过的横杆，你不是在参加奥运会撑竿跳高比赛；悲伤也不是你必须参加的一场考试，说结束就能结束的。

事实上，悲伤正好与这些相反。它既混乱又冗长，既让人抓狂又让人疲惫，感觉就像一连串无尽的困顿高峰，在你最意想不到的时候倏然地、迅速地出现在你面前。它始终与你同在。

我想，我那位愚蠢的熟人热切地期待着，当我们在海边咖啡馆的餐桌上会面时，我会欣喜若狂，会恍然顿悟：“哦！我完全忘记比尔已经走了！我现在突然想起来了，就在此时此刻，我才意识到比尔已经离我们而去了。嗯，真是太不可思议了，(叹气）好在一切都过去了。要来一块蓝莓梨酥吗？”

悲伤可能在3年后变得更糟，也可能在3年后逐渐消退；但20年后，它可能会以一股压倒性的力量袭来。我们必须调整我们对悲伤的预期，因为人们常常会说些愚蠢的话。你不要以为几个月过去了，你就会完全没事了。你休假一阵子，在葬礼上哭一场，然后，转眼间，一切似乎都结束了。

根本没有结束，其实还遗留下少许的开放伤口，意识到这一点或许可以释放你的压力，以防你在被突然揭开伤疤时怅然若失或做出不恰当的行为。

第 2 章

哭吧，像一条汹涌的河

我刚刚去临终关怀医院探望完友人。此时，我正坐在回家的列车上，我知道，她也知道，这可能是我们最后一次见面，尽管我们约定几周后再会。我告诉她，我多么爱她，我们一起追忆往昔，我还带来了一些老照片一起欣赏，我们欢笑着谈论自己当年是多么年轻、有活力。在我童年的花园里，我的朋友站在梨树下，怀里抱着我的老猫杰克，微笑着。然而，那只猫也早已不在了。

她很困惑，但我们还是聊起了一起上学的同学，聊我们讨厌的老师，聊我们喜欢的老师，聊我们最近见过的共同的朋友，聊我们各自的家长里短。这有点尴尬。我们是同龄人，本应该在彼此的生命中继续相互陪伴，而她当下的处境让我们感到无比惋惜和悲痛。然而我的生命还在继续，我将始终铭记那段与她相处的时光。

现在，我正在坐在赶回家的列车上，却忍不住泪水涟涟。

起初，我试着忍住眼泪，因为车厢里拥挤不堪，我担心周围的人会对我的情绪产生误解。我努力控制自己，深呼吸以分散注意力，但泪水还是止不住地往下流。我抽噎着，我的胸膛跳动着，我喘着气，越来越多的泪水汇聚成一股汹涌之流，没有别的选择，哭就哭吧。

几分钟后，我就像把头埋进了一只水桶里畅快淋漓地哭了出来，我不再担心其他乘客对我的看法。因为我好似能听到我的朋友躺在临终关怀病床上说：“哦，该死的！詹姆斯，看在怜悯的份上，好好哭一场吧，别担心别人怎么想了。”

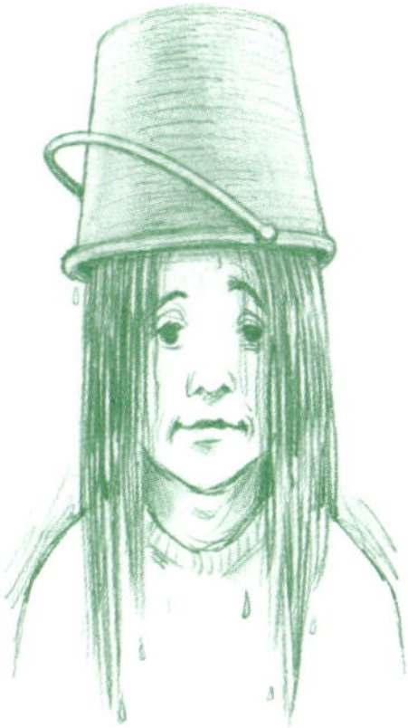

我听着她的话，微笑着，感受着她的声音。当然，她是对的，在这最美丽的冬日里，当乡村风景从我身旁掠过时，我仍然情不自禁地哭泣。

我们得明确一件事：如果你想哭泣，就应该放声大哭。不要退缩，不要羞愧，更不必道歉。如果你因此而道歉了，那么请想象一下，我透过眼镜看着你——轻轻皱起眉头——没有人希望看到这样的表情。那皱眉是在说："释放出来吧！不要感到尴尬！你看上去悲伤且绝望，而当我们有这种感觉时，我们就会放声大哭。"

在船上，在飞机上，在公共图书馆里，甚至在一家知名连锁咖啡店排队等待我的低因咖啡时，我都曾泪流满面过。我与心理医生一同哭泣过；和我的猫一起哭过；也和我在伦敦地铁上遇到的一个女人一起哭过，她刚刚失去了一起生活了 35 年的丈夫。情感必须得到宣泄。

是的，有时我会感到尴尬，有时我会转过头去寻求一点隐私空间，但我总是会哭出来。我相信，哭出来就会好很多。

你可能觉得忍住眼泪就忍住了悲伤，其实这是没有帮助的。就像我们不能强忍住不打嗝一样——请原谅我使用这个比喻，但这是我能想到的最贴切的形容了。不要压抑眼泪，泪水是身体对悲伤、失落和痛苦的真实表达，将其深藏心底只会令它倍增，最终以一种无益的方式爆发出来。

哭泣可以帮助我们承认某人已经离开了这个世界，因为只有**感觉到这种悲伤，我们才能相信这件事**。虽然听起来像老套的男子乐队歌词，但事实如此。

不要羞于在别人面前流泪，即使是在孩子面前。哭泣表明我们很伤心，这恰好也给年轻一代上了宝贵的一课。当然，我们也需要保护孩子，让他们感到安全，我们需要告诉他们如何去应对悲伤情绪，哭泣并不是一件坏事。

当你在咖啡馆享用午餐时，突然泪如雨下，请不要听信那些虚伪的安慰“哦，别这样，请别哭了”，无论他们的语气听起来多么富有同情心——这只是为了缓解他们自己的不舒服。对于别人的脆弱，人们通常表现得太过拙劣。你应该向那些能够接纳你的悲伤和沮丧，并给予你温暖支持的人敞开心扉。他们会陪伴着你，递上面巾纸，并给予宝贵的时间去倾听，让你一次哭个够，而不会像其他担忧者那样眼睁睁地看着你悲痛欲绝，生怕你做出什么过激行为。将这些讨厌的人赶出你的生活吧！毕竟，在你最需要关怀与呵护之际，他们根本帮不了什么忙。

想些办法让自己哭出来吧，这真的无伤大雅。因为当你感到情绪麻木和无比震惊时，你很难哭出来。那么，你可以听听音乐，看看照片，或者追忆一下你们曾经的过往…… 这些都可能令你痛哭流涕，把悲伤的情绪发泄出来吧。

哭泣是一种情感宣泄，从科学角度来看，它是我们内心悲伤的身体表现。我们注定会流泪，在思念亲人朋友时更是如此。不要强忍泪水，也不要说“我必须振作起来”，更不要假装去想别的事情，哭就哭吧！

第3章

去吧，跟他们“谈谈”

去吧，你可以试着和逝者“谈谈”。

我的意思是，你可以根据你认为他们会如何回应，在脑海中设想对话。当我不知道该做什么的时候，当我需要一些建议的时候，或者当我真的很想念他们的时候，这种方法都极为有效。

我： 爸爸，你认为我应该申请这份工作吗？我觉得自己不够格，但我真的好喜欢这份工作。

已故父亲： 那你为什么不申请呢？

再见，悲伤

我：因为如果我没有入围，我会觉得自己像个白痴。

已故父亲：但是除非你申请，否则你不知道你是否会入围。

我：的确，可是……

已故父亲：你又有什么好失去的呢？

我：我担心我付出了，去争取了，结果却一败涂地，那样白忙活一场，好丢脸啊。

已故父亲：那你又能得到什么呢？

我：我也可能会得到心仪的工作机会。

已故父亲：那你申请就是了。如果你没有入围，你会知道，这是因为你不合格。但你也有可能有机会入围，不试一试怎么知道呢？

我：我会的。谢谢。（沉默）我真的很想和你一起去喝一杯。

已故父亲：我知道，我也是。我也是。

我承认，一开始进行这些谈话可能会让人觉得有些片面。就像，天哪，你自编自演，都已经说过这些话了，但你练习得越多，就会越自然。

即使某个人你记不太清了（我就记不太清我爸爸），这种方法仍然有效，因为你可能从认识他们的人那里了解到他们是什么样的人。当与深爱多年的人交谈时，你可以预测他们可能会说些什么，更加清楚他们会如何回应。

有时，我会和我的朋友聊天，问她过得怎么样，也许会问她我午餐应该吃什么。我还会和祖母聊天，征求她关于绿植的建议（她非常擅长养护天竺葵）。还有些时候，我会和岳母聊天，让她再给我讲一遍我以前爱听的故事。有时，我只是散散步，和他们中的一个人聊聊天，顺便提提公园里新开的水仙花，或者抱怨垃圾箱里的垃圾从来没有被按时收走过。

不要逼着自己去谈话。一旦谈话变成一项任务，可就不那么舒缓而有益身心了；相反，当你很随意，没有太集中精力去做这件事时，聊天就会自然而然地进行。

此外，这并不是要否认你所爱的人已经离世，相反，这是一种让他们活在你脑海里的方式，帮你度过真正艰难的时刻。至少，在你最困难的时候，你不会感觉那么孤独。

第 4 章

收集故事

我祖母曾经烤过世界上最好吃的糖浆馅饼，这是我们家族的传奇。我们都会讲述这个家族故事，那就是无论你自己尝试多少次，你都无法复制馅饼的味道。我的祖母有一双神奇的手，能让糖浆馅饼变得更加美味可口。祖母活到 106 岁，我觉得这可能归功于糖浆馅饼。

父亲热衷于炒鸡蛋和出海钓鱼。我猜这两件事不会同时进行，除非他能一边拿着鱼竿，一边打鸡蛋，还能一边在锅里翻炒。在父亲去世多年后，我和父亲儿时的一个朋友聊天，他跟我讲了有关父亲的一个小故事，这

再见，悲伤

个故事一直萦绕在我的脑海里。据他所知，父亲特别喜欢钓长鳍金枪鱼，并且喜欢在钓完鱼后吃炒鸡蛋——而且捕到的金枪鱼越多，他吃的炒鸡蛋就越多。我喜欢这个故事。

我记得在我 4 岁的时候，父亲给我刻了一个“J”形的木条，当时的我觉得这是我人生中最好玩的东西。我记得他从游乐园接了我后，让我坐在他的自行车后座上，和他一起从山上自由地滑行下来，那种纯粹的快乐以后再也没有过。

我的祖父是一位退休的牧师。我记得 9 岁的时候，我和祖父在一起坐着，吃着撒了麦麸的早餐麦片，我想是为了促进消化、防止便秘吧。他看着我，假装轻蔑地叹了口气，眼里却闪烁着光芒，说“这该死的兔粮”，然后接着吃麦片。

故事使一个人在其他人记忆中变得立体了起来，这个人曾经生活过，被爱过，也仍然被爱着，还有一些奇怪又可爱的癖好，比如捉到金枪鱼后就爱吃炒鸡蛋。通常是故事中那些小而重要的细节让这个人在我们心中永存：他曾经用过这个短语；他在餐馆里总是用草莓冰激凌做布丁；他坚持向一只喜鹊致敬，以期避免厄运。

我们的特质比我们的成就更能说明问题。一个人获得了多少学位，或者他们是否通过努力成为一家保险公司的高级经理，拥有自己的办公室，这些都不那么重要。真正让他们成为自己的，是他们在周日散步时脸朝下摔到一坨牛粪里，然后好不容易起身后笑到哭起来的故事。

我记录下我所爱之人的故事。我有一个笔记本，我把这些故事都写了下来。在纸上留存着这份珍贵的记忆，它们对我来说似乎更有意义。但你也可以以你喜欢的任何方式保存这些记忆。你可以把它们存在手机上，方便随时阅读；你可以录下人们讲述你所爱之人的故事的视频；制作一个社交媒体页面；制作剪贴簿；创建一个网站——只要有效即可。

刚开始的时候，收集故事可能是一项艰巨的任务，尤其是当你在与失去亲人的痛苦作斗争时。一听到他们曾经多么被珍惜和爱戴，就会苦乐参半，因为这会提醒你失去了什么。你没办法不感到难过，甚至更加失落。把这看作对你自己和悲伤的投资，这句话深刻地揭示了我们在面对亲人离世时所需要具备的心态。当我们失去至爱之人时，内心难免会感到无尽的痛苦和哀伤。但如果能够以一种积极向上、乐观豁达的态度来面对这个事实，那么我们就能够更好地化解内心的阴霾。收集有意思的轶事尤其有益，因为它们提醒我们，在生命最后关头，真正重要的不是死亡本身，而是曾经拥有过美好而珍贵的回忆。如果我们所爱的人在去世前已经病了很长一段时间，那么我们更应该珍惜他们给我们带来的欢笑与温暖，他们曾经像孩子一样蹦蹦跳跳；吃果冻，果冻从鼻子里流出来时他们笑得前仰后合；婚礼上，他们笨手笨脚地舞动着，还讲述着最惊心动魄的笑话。

记录自己与他们的故事固然重要，但我特别鼓励你去记录别人与他们的故事。这不仅会加深你们之间的联系，更是对他们生命意义的认可，并向你证明了他们存在过，也影响着周遭的人们。从本质上来说，这让你意识到了你对他们深深的爱，并且提醒了你还有很多人也同样爱着他们——而那些故事则成为支撑和安慰你的力量。随着时间流逝，你所爱之人将因这些故事而被铭记和珍视。

第 5 章

每周安排一件与死亡无关的事情（当然包括吃蛋糕）

当我们失去亲人时，悲伤和丧亲之痛会深深地印在我们的心中。每个空间、每根神经都充满了死亡的气息。死亡随处可见：小巷里的死鸽子、窗台上被压扁的苍蝇，等等。悲伤压倒了我们，吞没了我们，直到把我们挤压进一个盒子里，那里一片漆黑。

然而，生活还要继续。虽然内心充满了悲伤，但我们仍需要完成日常琐事：我们要归还从图书馆借来的书，我们要联系学校了解女儿弄丢卫衣的事，我们还得给猫咪预约接种疫苗。如果你经历的是丧失至亲之痛，则需要处理各种相关事宜：策划葬礼、办理死亡登记、整理遗嘱和财务，还要没完没了地打电话给那些一直问你要账户密码的人——其实你并不知道密码，没办法提供给他们，结果账号不得不被冻结，甚至你还被当成了网络诈骗犯。

我与呼叫中心的所有对话似乎都是这样的：

我： 我不记得密码了。

他们： 我可以给你一些提示。

我： 好的。

他们： 你的宠物海星的名字。

我： 对不起，什么宠物海星？我没有宠物海星。

他们： 这就是我这边看到的密码提示。

我： 老实说，我没有宠物海星。

他们： 好吧，那么，如果你有一只宠物海星，你会叫它什么？

我：嗯……我不知道，也许叫“星空”？

他们：不，恐怕这答案是错的。我们有第二个记录在案的密码，你知道吗？

我：不知道。

他们：你想知道另一个线索吗？

我：当然。

他们：你的初恋对象的母亲姓什么。

我：抱歉，我第一个什么的姓名？

他们：初恋对象的母亲。

我：这我怎么会知道？

他们：这些密码问题是你自己选的，先生。

我：好吧，我猜一下，呃……“琼斯”。

他们：不对，现在这个账户被系统冻结了，所以你必须带上护照、出生证明、参加国际咖啡店奖励计划的证明和一小管你自己的血液亲自到分行来办理。

我：分行在哪里？

再见，悲伤

他们：我们只提供在线服务，先生。再见。

对了，我们说到哪了？我想分享一个方法，让你试着每周做一件与死亡无关的、只为你自己而做的事情。比如说，买个冰激凌坐在海边享受阳光；去艺术画廊欣赏美好作品；疯狂地看电视消遣时光；在公园里喂鸭子；或者一个人在咖啡店里吃蛋糕，不留任何遗憾（当然你可能会有其他方面上的遗憾）。这些活动都是专门为你准备的，尤其适用于才经历丧亲之痛且悲伤达到顶峰的时候。

重要的是，在进行这些活动时不要有负罪感。如果你认为，“我坐在这里吃着松饼，喝着玛奇朵咖啡，他们却死了”，那就承认这种想法，和这种想法待一会儿，然后继续吃你的松饼。你可以适当感到内疚，但不要陷得太深无法自拔。最重要的是，不要停下你正在做的事情。

这样做并非仅仅为了分散你对悲伤的注意力，尽管这是可能发生的；其关键在于平衡所有与死亡有关的思维、活动、悲痛和苦楚，并注入一些滋养人心灵的生活元素。不需要你持续很长时间，也不需要你花费太多精力和金钱，但确实值得你去做。

你或许会有这样的想法："我不应该如此行事，我应当怀念他们，我不要清除关于他们的记忆。"这种想法可以理解。但是，请你务必承认它，并继续做自己正在做的事情——品尝巧克力、欣赏画作、漫步公园、逛二手店，或者痴迷于某个电视节目。

有时候，当悲伤淹没了我，我会去公园，在花丛中静坐片刻。虽然在那里仍会涌起悲伤——毕竟我们无法将其遗忘——但这种活动能让你暂时忘记死亡本身，这一点至关重要。有时候，我会读一本非常无聊的名人杂志，比如带你进入电影明星的豪华客厅的杂志，其中谈论的是如何处理三个家庭的巨大噩梦，一个在非洲塞舌尔，一个在美国纽约，另一个在英国厄普顿斯诺得伯里。在那些杂志上，每张剧照中的明星都穿着不同的服装，她们悠然自得地在泳池露台上放松，手里拿着一盘自家烹制的牛肚皮和防风草咸味松饼（由他人烤制）。整个画面布局中还放置了一瓶木桐酒庄的红葡萄酒，以烘托气氛。

如果你要照顾家庭而无暇顾及自己，不妨请个放心的人来帮你处理家事，让自己能暂时抽离。如果你的工作是全职的，那就在午餐时间或周末抽出时间来做。如果你愿意，可以每周在同一时间做同样的事情，或者可以在每周的不同时间尝试不同的事情。看看什么能起作用，看看什么能给你的生活带来一丝曙光。即使你可能暂时看不到任何光明，也要坚持去做。

顺便说一句，我真的很开心你在这么做的时候怨恨我。你甚至可以随意嘀咕："是詹姆斯告诉我这么做的。天啊，我恨死他了。别让我抓到那个笨蛋，不然我就……”说实话，这很好。试着去做吧，我们需要慢慢恢复平衡。总有一天，当你回首往事时，你会发现你是多么需要那段时间，你是如何从死亡和悲伤中解脱出来的，你是如何走到咖啡店里去吃那块蛋糕的。

第 6 章

直面一记耳光吧

这里我所说的并非真正意义上的打脸。我无法向你描述当你沉浸在一部南美肥皂剧中的场景时，不小心被人打中了，你会作何反应。

我的意思是猛然意识到他们已经离世。这种感觉常常在你最意想不到的时候降临。当你在书店翻阅小说时，忽然看到一本你相信他们会喜欢的书。“我要买下来送给他们”，你想着，但随即“啪”的一声响起，你才恍然意识到他们已经过世了。我相信你能理解那种感觉。当你度假经过一家纪念品商店时，你想着“我一定要给他们买些饼干”；当你在当地艺术展品商店里时，你想着“妈妈会喜欢那张照片的，我要为她买下来”；当电视上正在播放一部很棒的纪录片时，你想着“他们会很喜欢的！我得发条短信告诉他们”。接着，便是一记响亮的耳光。

当这种情况发生在我身上时，它会以巨大的力量击中我，让我喘不过气来。他们已经死了。这种感觉就像是反复重温我初次得知他们去世的消息一样，其所带来的惊愕和悲伤程度毫不亚于第一次。我的胸口怦怦作响，宛如肚子被重击一般。我再次深刻地感觉到，我深爱的他们已经离去了，我的世界已经永远改变了。血液在我体内奔涌澎湃，试图让我保持清醒。

清晨是一天中最具挑战性的时刻，因为我们处于最脆弱、最敏感的状态。在这个时候，我们没有任何保护和防备措施，就像一个赤裸裸的婴儿一样无助。我们都不知道自己是否能够挺过黎明前的黑暗。因为悲伤总会在半夜惊扰我们，让我们在黑暗中醒来，恐惧、悲凉、绝望等负面情绪就会像冰冷的水泼在我们身上一样，让我们不寒而栗。

这些日子，每当我挨了一记耳光的时候，我便用“咒语”来帮助自己抑制恐慌。我高声呼喊：“我还活着，他们依然爱着我。”这是一种让我自己在旋转的混沌中镇定下来的方式，缓缓开始新的一天，或者，将我带回现实。

“我还活着，他们依然爱着我。”

“我还活着，他们依然爱着我。”

“我还活着，他们依然爱着我。”

有时候，当我感到特别难受的时候，我会故意提高音量，设法不让这种悲伤蔓延。

我选择使用这个方式，因为它在我情绪崩溃的时候给予了我力量，让我意识到我自己还活着。同时，它也把我和他们对我的爱联系在一起。我坚信，爱可以永存。别问我是怎么回事，我不知道它是通过电视天线传送的，还是一只友好的狐狸在晚上把它装在一个装有衬垫的信封里送来的。我只是确信爱会存续下去。

请尽情使用我的“咒语”吧，或者你也可以选择自己的“咒语”：其中的短语或者短句必须简洁而深邃，能毫不费力地与你产生共鸣，帮助你从睡梦中过渡到清醒状态，允许我们存在得更加真切。以下是一些可能启发我们的例子：

“我还活着，他们仍然是我生活的一部分。”

“他们活在我心里，我必须继续活下去。”

通过使用这些“咒语”，我们可以坦然面对他们已经去世的事实，并珍视那牢不可破、持续存在的感情纽带，不管是一位活到 98 岁的曾祖父，还是你那夭折了的宝贝孩子，爱的纽带必将永存。

第 7 章

制作一个纪念品

在某人离世之后，留给我们的是他珍贵的遗物：他的财产。一双沾满泥巴的靴子，提醒着我们——他在星期天散步时的足迹；一条边缘起绒线球、磨损不堪的围巾，可见多么深受主人喜爱；一顶他在度假时常戴的帽子，让他看起来很可笑，但不管你怎么抗议，他还是顽固地戴着；一双小鞋子；一床曾陪伴他度过寒冷冬夜的毯子；还有他未曾读完的一本小说……

这些宝贵之物与其主人有着千丝万缕的联系，在他的身影不在了之后，很难相信它们并未随之消失。他走了，眼镜怎么还在？为什么他的牙刷还在，他却不见了？他的雨衣怎么还挂在楼梯底下？

你可能已经被他的东西压得喘不过气来，不知道从哪里开始。你要保留什么？你要丢弃什么？你要给别人什么？你要给慈善机构捐什么？当你觉得难以做决定时候，还有更多的决定要做。

父亲给我留下了许多资产，我不知道该怎么处理它们。他是一名工程师，我得到了他的量角器以及那些测量的工具……事实上，我都不知道其他的仪器是做什么的，它们叫什么，用它们测量什么。我是你能想象到的最不懂工程的人。我数数几乎不能数到十，当然也不懂计算流体动力学或应用热什么的。20 世纪 60 年代的工程工具并不是我最想要的，但它们是他的遗物，传给了我，所以我爱它们。我承认，我曾经用一根长长的温度计之类的东西，把猫叼进来的一只老鼠从沙发底下驱赶出去，但我确定这不是这个仪器原本的用途。

第7章

制作一个纪念品

多年来，这些东西都和旧相册、银行对账单以及成堆的手机充电器（就是那种你留着以备不时之需的充电器）一起放在我桌子的一个抽屉里。你知道那个抽屉，你把东西放在那里，因为你不知道还能把它们放在哪里。我们都有这么一个抽屉。

然后我决定看看它们，把它们作为某种纪念品来展示。我没有让当地的木匠在我的客厅里做一个六英尺（一英尺约等于 30.48 厘米）高的祭坛，那样我就可以每天在一个有点褪色的塑料计算尺前祭拜八小时，但我绝对不会这么做。相反，我把它们放在墙壁上的一个展示盒里。

纪念品的制作有很多种方式。你可以弄一个盒子，当你需要与他联系时再打开它。你可以打造一个架子来放他喜欢的东西，然后把它们展示出来。甚至可以利用那些装满不必要之物的抽屉，为他珍贵的遗产寻找安放之所，并在需要时随手取出。让你的纪念品焕然一新，精心布置一番，如果可能，还可花费一些金钱使其更具意义和价值。

因为爱人留下的财产是与他们紧密相连的纽带——这是他们曾经拥有过、照顾过并深爱着的东西。无论是在钱包里放一个纪念品（如袖扣、鹅卵石或旧钱币），还是将他们的照片设置成手机或电脑屏保，都可作为一种纪念，都能构建起对逝去亲人的感情纽带。

所有这些都是为了维系内心对所爱之人情感上的联结，表达我们深切的思念之情。虽然无法亲手触摸到他们，但我们知道：他们依旧存在于我们内心深处，在以太（ether）[①] 中永存。

---

① 以太是古希腊哲学家亚里士多德设想出的一种“看不见、摸不着”的奇幻物质。它区别于“火、气、水、土”四元素，被称为“第五元素”。按照这五种元素的完美程度，亚里士多德将宇宙划分为两大区域：月球所在的天球之内为地界，由“火、气、水、土”四种元素从外到内依次组成；月球所在的天球之外为天界，其组成元素便是以太。之后以太的概念多次变化，但科学家最终证明以太不存在。——译者注

第 8 章

不要否认悲伤

你无法否认内心的忧伤。如果你试图这样做，最终只会伤害到自己。我真的不希望你陷入这种境地，因为你已经承受足够多的痛苦了。

我花了几个月，甚至几年的时间来应对朋友的离世。没关系，我想，我只需要继续前行。我有一份新工作等待着我，我要去探索一座新城市，我要结交新朋友，还要完成一门新的大学课程。我没有时间难过。我把所有的悲伤和痛苦都积压在心里，分散注意力，尽量不去想起这个朋友。在悲伤袭来时将其重新塞回心底，就像将一封不愿意接收的信件重新塞进信封那样。

我没有谈论过我的悲伤，也没有告诉别人我刚刚失去了一个朋友；我没有寻求任何咨询，也没有向其他亲友提及此事。我以为应对悲伤最好的办法就是，让自己相信“我没事”，时间和分散注意力会逐渐治愈内心创口。

但遗憾的是，这个方法并不成功。实际上，将悲伤压制下去只会导致情况变得更加糟糕。你无法抗拒这种感受，也无法否认悲伤的存在。

不可否认，这种方法在一段时间内似乎很有效：你升职了，并决定周末在当地的动物收容所做志愿者，告诉自己你绝对会干得很好，如果有什么悲伤情绪冒出来，你就像打地鼠游戏一样将它们击退。或许你会借助酒精来麻痹这种感受，甚至都没有意识到自己在做什么；或许你会过度劳累、孤立自己、频繁搬家；或许只是像我一样，尽量不去想它。我们很容易走上这条路，因为审视、感受和谈论我们的悲伤是件痛苦而耗费精力的事情。

然而，我的观点是：悲伤太过沉重了，在我可以压制它并希望它消失时，为什么还要承受如此之大的疼痛呢？经历悲伤时，我们需要去直面它，寻求支持并接纳它，以减轻痛苦，但同时也必须真正地去感受那份悲伤。

我开始抽烟，还限制自己的饮食，结果身体一直不舒服，而我的抑郁症也越来越严重。我曾试图压抑悲伤，把悲伤深埋心底，没有给它一个出口。现在，它在我的内心肆虐。毒瘾和疾病也缠绕着我。但悲伤并没有消失，反而在我的内心滋长。当我尝试面对并释放这份悲伤时，却备感困难和痛苦。

我们必须允许自己去感受悲伤，当我们感到悲伤时就要让情绪流露出来，并且接受它的存在。当它噬咬我们时，我们必须勇敢面对它带来的苦楚。让悲伤自然地流露，并学会有效地管理它。

第 9 章

举行周年纪念活动

我父亲在圣诞节那天离开了我们，怎么能如此自私？就好像，如果能再等几天该有多好。老实说，有些事情是无法向人倾诉的。

圣诞节本应该是每个人都开心的日子，大家会欢欢喜喜地享用美食，并大声问道：“你从史蒂文叔叔那里得到的那个东西是用来削西葫芦皮的吗？”然而，在我的成长过程中，我的家庭总是笼罩着一种悲伤的氛围。我们家总有一个人会在某个时刻泪流满面，圣诞节期间也不例外。

再见，悲伤

我们所有人都要时刻做好应对悲伤的准备：生日、结婚纪念日和某个重要阶段事件都会让我们深思。“他们今年已经 50 岁了”，或者“他们今年要参加考试了”，或者“这周二是我们结婚 30 周年纪念日”。

随着时间的流逝，有些特殊的纪念日变得不那么引人注目，有些则更加让人难以忘怀。每年我都会在我父亲生日当天给他打一通祝福电话，虽然可能没有圣诞节的影响那么大。当我到了我父亲去世的年龄时，才真正意识到这是多么困难的事情，他未能出现在我的婚礼上我感到非常难受。当时我的心里想着，“假如他回来了，那就是现在”。

作为一个孩子，很长一段时间里我一直在想，也许他没有死，也许这一切都是错误的；也许他是一个间谍，必须被派遣到西伯利亚去执行任务，并且我总期待着他能够带回令人兴奋的礼物和美味佳肴。我和妹妹们会看电影《铁路边的孩子们》(*The Railway Children*)

中的场景，他们的爸爸下了火车，他们扑进他的怀抱——但我们的爸爸没有回来，我们没有办法扑进他的怀抱。

可惜现实总是残酷无情地教会我们接受失去所带来的巨大痛苦和悲伤。尽管悲伤之路曲折坎坷，高峰与低谷接连不断，但那些特别的日子则更加剧烈地刺痛了我们内心深处的柔软脆弱之处。如今，我会采取各种不同的方式度过这些特殊纪念日：比如，圣诞节那天就允许自己哭泣，缅怀父亲，表达挥之不去的思念；或者幻想父亲与素未谋面的孙辈们玩大富翁游戏，共度欢乐时光；甚至想象他正在海滩漫步……

我为即将到来的这几天做好了充分的准备。我制订了详细的计划，就像在其他重要日子里所做的一样，以防被悲伤摧残。有时候，我会去一个特别的地方，或者腾出时间看看照片、听听音乐来让自己感到快乐或者释放悲伤情绪。我也可能会阅读父亲送给我的书，回想起那些美好而温馨的时光；或是和朋友喝杯咖啡，在散步中享受宁静与思考。如果外出旅行，我总是会把他的照片放进钱包里，并将手机屏保换成他的照片。这样可以让我们一起旅行，在异国他乡也能感受到彼此相伴。对于那些不太重要但仍值得纪念的日子，我可能会选择当作平常的一天过去；但如果需要渡过难关，则可以否认这个日子存在——这也是一种准备方式。

而对于那些重大周年纪念日，则更应该和亲密朋友一同前往逝者喜欢的地方散步、野餐。我们谈论着逝者曾经开心的笑容、留下深刻印象之处，并分享着彼此生活中发生过的趣事及新奇体验。当我们爬山、吃芝士三明治的时候，他们就在我们的脑海里，一直伴随着我们。无论何时何地，在我们内心深处都永远存有逝者美好而温暖的回忆。

第 10 章

打悲伤牌

好消息是，你有一张非常珍贵的牌可以打；糟糕的是，这是一张悲伤牌。然而，我仍然鼓励你打出这张牌。

因为悲伤牌能够帮助你获得所需的支持和帮助。尽管它无法给予你一枚钻石手镯或者英超俱乐部季票这样的物质享受，但它确实能让身边的人为你提供关怀和支持。

让我们先明确一点，当你感到极度悲伤（比如最近失去了亲人）时，周围的人可能会主动提供帮助。当他们伸出援手时，请不要拒绝他们说："不用了，我不需要，我没事。"相反，请坦诚地表示："是的，我确实需要帮助和支持，谢谢你。"这就是打悲伤牌的意义。

悲伤牌之所以珍贵，是因为别人也期望你使用它。这种期望源于对他人本能的关怀和帮助。当你的亲友失去至爱时，你或许也曾有过同感——想要做点什么、伸出援手。现在，你的远房表亲给你带来一份美味可口的巴诺菲派，虽然它并不能改变现实、挽回逝去的生命。要是能就好了，因为那样你就能把他们带回来，还能吃到世界上最好吃的布丁（不要在这个问题上和我争论，我已经想过很多了）。但它可以给你带来片刻安慰和放松，有了巴诺菲派，你就不必再想着布丁了，你可以更加自由地思考如何应对眼前所面临的困境。比如说，在孩子需要完成作业或者准备考试时，你可以利用多出来的时间陪他们一起学习；或者给很久没有联系过的老友打个电话；或者换上干净整洁的床单；甚至只是坐下来发发呆……所以，说“好啊！我想让你做一块布丁”，打打这样的悲伤牌是完全没有问题的。

有时候，一些普通的琐事会突然变得非常重要，让你感到无从下手。比如，送车去做年检、兑现姨妈寄来的“款待”支票、给散热器降温、修剪草坪等琐碎的事情。这些都是在正常情况下最终需要抽时间完成的琐事，但悲伤往往会习惯性地把它们都放进“不重要”的文件夹里。但是你要明白，只要解决了这些问题，生活就会变得更加轻松一些。

我要诚实地说，这张牌也可以用来帮助你摆脱那些你确实不想做的事情，但是在悲伤降临之前，你通常很难脱身。我曾经利用过悲伤牌来逃避工作聚会。我的前同事在电话里对我说：“哦，这次聚会一定会非常精彩。我们又像往常一样聚在一起了。你知道的，我们以前一直都相处得很好，但出于某些原因失去了联系。”其实我想说，我和每个人都失去了联系，因为和他们一起工作就像从鳄鱼嘴里挣脱手臂一样“令人愉快”。然而，当时我却只能说：“抱歉啊，我的祖父刚去世……”是的，那是13年前的事了，但我仍然想念他，我并不想坐在灯火辉煌的市中心酒吧里，喝着不温不热的淡啤酒，回忆朱迪思栽倒在了复印机旁，脚踝边15张A3纸喷涌而出的场景。

使用悲伤牌来帮助你。如果你的朋友带着孩子们去公园享用一小时的冰激凌对你有所裨益，那么请毫不犹豫地答应吧。此外，你也可以主动打出这张牌——也就是说，你可以提出要求或接受建议。如果有人来帮助你整理衣物会让你好受一些，请勇敢地开口寻求帮助吧——虽然你一直都害怕麻烦别人。请记住：正直的人总是愿意为他人提供援手，而当需要时，我们同样应该尽力回报他们的善举。若能真心接受别人的帮助（我经常如此），并将帮助他人视为增强自信的方式，令他人感觉自己还不错，那么结果必定令人满意，只是思考问题方式略有不同罢了。

当我们陷入困境时，没有什么时候比此时更适合打出悲伤牌了，还有哪个时间点比现在更适合寻求援助呢？最后，请务必表达谢意！

当我们感到悲伤时，我们的需求会发生很大变化。有时候我们需要有人陪伴，而有时候想要一个人静静地待着；有时候我们需要做一些事情来分散注意力，而其他时候则需要好好休息。这些需求随时间不断变化。为了那些支持我们的人们，请灵活应对吧！悲伤是一只奇怪的野兽，因为它可能会带来相互矛盾的感受和想法——你可能会因思念某个人而身体疼痛，但同时也为他们不再受苦而松了口气。我写下这些指南以配合使用“悲伤牌”，让那些想支持你的人更清楚地知道你所需要的。

- 要积极主动，因为有时候我无法做出决定。建议找个时间去散散步，或者带我去看电影或喝杯咖啡。

- 询问我的感受，但请真诚表达，不要像例行问候那样。每次与你相见，你都可以接纳我的回答：“状态糟透了”。
- 谈论逝者。你不会触发任何敏感点，也不会让我更伤心难过，我宁愿我们谈论他们，将他们留在记忆里。
- 当我的世界被动摇时，我需要一致性，所以，如果你说你会在周三来，请务必如约而至。
- 带上一些礼物、食物、鲜花或书等任何能够证明你关心我的东西，对我都很有帮助。
- 我可能在最后一刻取消计划，敬请留意，并灵活安排。
- 请接受我的悲伤，让我哭泣，让我感受我的悲伤。

- 一段简短的文字、一条信息、一张可爱的图片，这些都很有帮助。我可能不能总是回复，但请发送给我。
- 告诉我你会来待多久，大致时间框架有助于我的安排，所以你可以说："如果你可以的话，我能来陪你一个小时吗？"
- 带我出去看看这个世界。我们一起去，我会好受一些。
- 当我提出请求时，请陪我去他们的坟墓或特别的地方。你不需要做任何事，只要陪在我身边就足够了。
- 有时，谈论悲伤之外的其他事情会有所帮助。我可能会改变话题，意思是"让我们就此打住吧"。谈论一些轻松的话题，比如你昨晚看了什么电视节目，也会有所帮助。给我点宽慰，也许还能令我笑一笑。

再见，悲伤

- 虽然我可能看起来有些疏离或漠不关心，但这并不是我的本意。其实我一直都在，只是陷入了困境无法自拔。
- 如果你能继续爱我，继续关心我，那将会给予我很大的帮助。

第 11 章

赞美他们吧

如果你读完这一章，然后心想“噢，得了吧，詹姆斯”，那也没关系。我可以接受。

这一章的内容可能不适合你的悲伤类型或者你所处的阶段。我们每个人的悲伤之旅都是独特的，在某些时候感觉正确的事情，在另外一些时候可能会感觉完全错误。

但这并不意味着我们要否认失去亲人朋友所带来的真正的恐惧和痛苦。相信我，我绝对不是试图告诉你：“他们已经走了，请让我们把注意力集中在他们做得很好吃的巧克力蛋奶酥上面吧。”我们不能简单地将悲伤转化为积极因素，因为它太可怕了。这也不是把朋友和家人聚在一起，要求每个人都穿上彩虹马海毛毛衣，不允许任何人哭泣，这只是“一场盛大的、快乐的生活派对”的幻象罢了。

有一次，我在一个老旧的海滨小镇度过了一个潮湿的秋日午后。我错过了换乘的火车，被困在那里好几个小时。我四处闲逛，希望能找到一个小博物馆、艺术画廊或提供烤饼和大壶茶的漂亮咖啡店。最终，我选择住进一家曾经辉煌过但现在已经有些没落的酒店。尽管油漆剥落，地毯看起来也需要更换，但服务员们仍穿着一看就刚熨烫过的制服接待客人，显得干净利落，并且总是彬彬有礼、亲切友善。这样的场景常常让我感动不已。

我开始回想起我生命中已故的所有人（说句公道话，我想到了很多人），这家酒店有一些事情让我陷入抑郁和反思。雨点斜着打在窗户上，远处的大海灰蒙蒙的。我向好心的女服务员要了一支笔，在一张餐巾纸上写下他们每个人的名字，并在他们名字旁边写下我对他们的怀念。出乎意料地，女服务员随后给了我一块巧克力，那种你在高档餐厅用餐结束后会得到的用金箔纸包装着的巧克力。她笑着说："吃块巧克力吧，你会感觉好很多。"那一刻，我再也忍不住，眼泪夺眶而出，她像我最喜欢的姑妈那样，拍拍我的手就离开了。

吃完那块巧克力后，我审视着餐巾纸上列出的名单，突然发现有些不妥，不自觉地大声嘟哝了一句："去他的。"这时，隔壁桌的一位绅士轻咳了一声。接着我又开始写下另一栏——我爱他们的地方、他们取得的成就、他们的特别之处、他们给了我什么快乐、他们传播了什么爱。它看起来有些类似于这样：

逝去的亲友	因何怀念他们	他们的成就或特别之处
乔丹	他的笑声，他尖锐的政治观点，他对小熊维尼的热爱	给孩子们上好几个小时的精彩教育课，一个很棒的家长
爸爸	所有的一切	了解政府工程方面的东西，非常有趣，富有同情心，伟大的父亲、丈夫和儿子
史蒂文	他的自发性，他的灵性，他对生命的拥抱	无比的忠诚，向许多人介绍了新的音乐
爷爷	他的笑声，他的温暖	多年来无私地照顾他的教区居民，善良，对权威的深刻质疑
艾莉	她接受新事物的能力，我们对旅行的共同热爱	稳重，有趣，能让别人获得更多的乐趣，她对生活的热爱和活在当下的态度

看着这两栏清单，我感觉非常奇妙。它们并没有相互抵消，而是似乎使事情有所侧重，促使我审视每个人，并思考他们所给予的。同时，其中也存在许多重叠之处。我在第一栏错过的正是他们向世界传递的信息，

在我看到它们时，我完全领悟了其中含义，这进一步激发了对他们为其他人和整个世界带来何种贡献的深入思考。

像这样列一个清单很有帮助，因为你可以看到他们的生活并不是毫无价值的，他们的影响以某种形式在继续。以我的朋友乔丹为例，他是个非常出色的语言教师。多年来，乔丹不仅为许多孩子教授西班牙语，还培养了他们对这门语言的热爱和欣赏之情。正是由于乔丹在学校中倾注了如此大量的心血和精力，使得整个学校变得更加美好。他这种对西班牙语的热情会传递给那些学习该语言、去西班牙参观、去南美洲留学或者住在安达卢西亚乡村美丽的白色别墅里的人。当人们能够流利地使用西班牙语，在阿利坎特酒吧点两杯起泡卡布奇诺时，无疑会感觉更加自信和愉悦。然而我们可能没有意识到，这一切都源自乔丹所传承下来的精神遗产，并会一直会延续下去。

再见，悲伤

每一个生命都会溅起水花，涟漪会向外扩散。我祖父的善良传承给了他的儿女们。因此，我的母亲和她的兄弟姐妹们将这份善良教给了自己的孩子。而这些孩子又将其传递给了自己的孩子，或者是他们的朋友和亲人。没有哪个人的生命是毫无意义的，无论他的生命多么短暂都毫不例外，因为我们从他们身上继承了一些东西，并且把这些宝贵的东西传递下去。无论是我朋友那不幸夭折的孩子，还是我那活到 106 岁高龄的祖母，都是如此。即便在婴幼时期或童年阶段失去所爱之人，他们仍然会对我们产生深远影响。正是因为经历过失去亲人的痛苦，我们才变得更加富有同情心；当我们面对处境相似者，才能够产生更多共鸣与理解；同时也让我们更加珍惜眼前所拥有的人、深爱着的人。

这种连锁效应永不停歇地延续下去——他们持续存在于我们心中。

第 12 章

这都是正常的

无论你有什么感觉，都是正常的。譬如，你好像暂时失忆了，忘记把拖鞋放哪儿了，不必担心：这是经历悲伤时的正常反应。又假如你好像迷失了方向、走进房间却不知道自己为什么在那里时，这也是正在经历悲伤时的正常反应。此外，在经历悲伤期间，我们可能会开始思考一些与逝去亲人无关的问题。比如，是谁设计了乐高玩具？他们从哪里得到的灵感？是否有瑞典王室专属的乐高套装？

悲伤会对我们产生奇怪的影响，但当我们失去亲人时，这些看起来奇怪的问题实际上是完全正常的。因此，在经历悲伤期间，请确认自己正在经历着可以解释和理解的事情，并且没有被吞吃大脑的独角兽侵扰。

如果有那么几天，你所能做的就是歇斯底里地大笑，因为你满脑子想的都是你所爱的人试图和天使加布里埃尔一起演奏竖琴，而他甚至都不会演奏卡祖笛——这是完全正常的。如果你有几天觉得再也笑不出来了——这也是完全正常的。悲伤对我们每个人都有不同的影响，没有固定公式或经验可借鉴。但我们正在经历的，别人也曾经历过。

如果你感到无法应对悲伤的情绪，你可以去看医生，告诉他们发生了什么事情，让他们给你做身体和精神检查。我失去亲人时也曾多次求助于医生，我的肠易激综合征恶化了，我需要增加药物治疗——心理状态会影响身体健康，反之亦然。

看医生时要记住，**悲伤是我们作为人类的一种自然**

反应。从我们还在襁褓中开始，我们就一直遭遇各种情绪波动和挑战。抑郁症与悲伤有很多相似之处，但它们却是不同的野兽。有时候，特殊创伤造成的悲伤、长期存在的悲伤或者复杂的悲伤（当这些情绪开始对你的健康产生越来越严重的影响时）可能会演变成抑郁症或与创伤相关的精神疾病。但请放心，在这方面你可以依靠医生给予的正确建议——如果他不能提供，请另找一个能够帮助你的医生。

我们常常感到健忘和困惑，因为我们心中充斥着无尽的情绪波动。深爱之人的离世如影随形地在脑海中徘徊，仿佛一幕不断重演的悲剧。这种痛苦无法为他人所察觉，就像试图在荒岛上看地图时，眼前却有一个巨大的标志牌挡住了我们的视线。

当我得知我的朋友死于脑膜炎时，我感到心如刀割。随着时间的推移，我也开始出现一些感染的症状：身体不适，脖子和头部剧烈疼痛。这种情况很常见，比如在得知亲人或朋友罹患某类癌症后，我们可能会开始担心自己是否也患有那种病症。

你可能会出现以前从未有过的各种异常反应：突然间感觉全身不舒服、精神崩溃、恐慌发作等。日常的事务变得困难重重——甚至无法完成——你无法正常呼吸、无法走直线，曾经轻松愉快地洗衣服也成为一项艰苦挑战：手颤抖着倒入洗涤剂，按下洗衣机按钮却迷茫得不记得该选择哪一个程序来洗涤衣物。这都是正常的。同样，如果你感到担心，请务必寻求专业医生的帮助，并告诉他们你正在经历严重的悲伤状态。

总之，请牢记，悲伤确实能够改变我们——从精神上、情感上再到身体上——所以当你悲伤或处于高度悲伤状态时，任何奇怪想法或者异常反应都是意料之中的，承认这一点会让事情更容易解释，因此也更容易掌控。

第 13 章

悲伤巫师

当我为朋友的逝去感到极度悲伤时，有人送我一首诗。

通常情况下，当有人送我一首诗时，我的第一反应是他们是否会说：“你难道不欣赏这种复杂的诗歌结构吗？这种结构深刻描绘了诗人内心的声音和伤痛。”于是，我不得不撒谎，回答道：“嗯……喜欢，实际上我非常喜欢，当然绝对喜欢。”我并不明白他们的真正意图何在，只能把话题转移到自己所熟知的酸奶上。

有时候，这样一首诗充满了甜言蜜语、空洞废话、毫无实质性内容和毒鸡汤的辞藻，让我真想将其撕成碎片，并喂给路过的山羊。它总是以这样的方式表达："生活如此丰盈、美好、珍贵、可爱——即使你失去了挚爱，或刚刚遭受损失，譬如刚刚弄丢了房屋钥匙。请永远保持微笑，切勿哭泣，因为你每掉一滴眼泪，天使就少了一颗肾脏。"

然后另一些愤怒的人会背诵："你知道的，詹姆斯，昨天是历史，明天是一个谜，今天是一个礼物，这就是为什么它被称为现在（present）①。"然后，根据约定，我必须将这些言辞剖析开来，并将它们喂给路过的那只山羊——如今它已经饱得再也吃不下了。

无论如何，回到我所收到的这首诗。我很想多说几句，但当我回家后还是重新读了一遍，发现它确实很有帮助——尽管这很烦人。我记不起这首诗的作者是谁，

① Present 有礼物和现在之意。——译者注

也记不起它的深刻含义。然而，它肯定不是围绕着住在相邻房间的已故亲人。

如果所有逝去的亲人都在隔壁房间里，那我的厨房就容不下他们了，而且我也不得不打开通向花园的门才能获得一些空气。然而，这首诗确实有所帮助，在某种程度上成功地概括了我的失落之情，并缓解了一些痛苦。

从那时起，我开始收集关于悲伤主题的诗歌、谚语、小说段落或名言，并制作成一个悲伤剪贴簿。如果你愿意，你也可以做一个类似的剪贴簿来记录自己心中最深沉和复杂的情感体验。于我而言，我更喜欢将其放置在网上方便查看——每当我需要悲伤巫师的支持时，我就会去浏览它。这些文字能够将我的悲伤之苦提炼成几句话，就像魔术一般神奇。

我收集了许多这样的文章，因为根据我的感受来看，有些文章比其他文章更加出色。它们并不总是关于悲伤和失去亲人的痛苦的，有时候也谈论日常生活或者应对变化与损失。

有时候，我更喜欢保存图像而非文字。比如说悬崖上的美景、在战争中幸存下来的小屋，还有一位著名艺术家绘制的一望无际的山川。这些都是其他人所看到并引起我共鸣的令人伤感之处。

我经常在网上观看关于他们的悲伤经历的视频，并将其中一些内容记录下来添加进我的列表中。有一些精彩的对话和采访，能够与你自己的经历产生共鸣。不必在意那些你不喜欢的东西，毕竟我们每个人都是独特的，并非所有事物都会对我们有所帮助。但那些真正有用且能充实心灵、随时支撑你悲伤情绪的东西确实存在。它们就像是滋养悲伤心灵所需的营养品，以健康方式满足内心深处所需。

同时，在诗歌、回忆录和小说中也可以发现关于悲伤的令人惊叹之作。当我阅读某本小说时，可能会突然遇到一个角色谈论他们自己的悲伤经历，并引起我的共鸣，于是我便将其记录下来了。显然，并没有哪本书能与这本相提并论或者完全取而代之——这种说法纯属荒谬无稽！但你知道吧？尽管如此，去探索其他作品也仍然值得一试啊！

我们可以从与我们走过相似道路的人身上学到很多东西，并记录下他们所学到的经验和智慧。当有人能够表达出我们内心深处的感受时，这种共鸣会在精神层面上将我们紧密联系在一起。就像他们伸出了温暖的手臂，牵着我们坚定地前行，在漫长的旅途中肩并肩。“是的！”你会想，“终于有一个知音，一个能够真正理解我、分享我的经历和情感的人。谢谢你一直陪伴在我身边。”

第 14 章

抓住安全杆

我不太喜欢用过山车来比喻生活，真的。

说什么“生活就像过山车”“它就像过山车一样起起伏伏”“生活就像过山车一样曲折”等，但令人讨厌的是，过山车的比喻有时还是挺贴切的。另外，说生活就像一个游乐场，由急转弯和陡坡的轻轨轨道组成，而人们则坐在带有安全栏杆的小敞篷车厢里，好像也并非如此。

过山车在这里其实不那么重要了。但我们都会经历高峰和低谷，有痛苦也有狂喜。当你失去了所爱之人时，就好像从山顶飞速坠落一样。关键在于学会抓紧身边可靠的支撑物。

尽管我们无法掌控过山车的运行，但我们可以选择抓牢安全杆以获得更多的保障和安心感。就好像骑自行车一样，在刚开始学习时需要使用稳定器才能找到平衡点。

当悲伤达到顶峰，把我像宾果游戏篮里的球一样抛来抛去时，我会想象着过山车的安全栏。它就在我面前，我紧紧握住它。不断重复道："这是悲伤，这是悲伤，这是悲伤，请坚持住。"

在起起落落中我经历了无数次循环，但我知道自己是安全的，尽管感受如此强烈。我抓住那该死的安全杆，慢慢地呼吸，一步步向前走去。

这种方法之所以有效果，是因为想象力和记忆同样强大，并且可以相互融合。如果能够清晰地在脑海中勾勒出安全杆的图像，并使人感觉其真实存在，则效果会更加显著。不知道为什么，我的安全杆竟然是粉色的，并点缀着黑色圆点——这是怎么回事啊？我不是特别喜欢粉红色，这只是我突然想到的颜色，所以我就一直用它。你可以随心所欲地装饰内心的安全杆，在需要时甚至可以戴上彩虹斑马头。最重要的是要持续想象某个画面一段时间，使其深深印刻于大脑之中，在有需要时将其唤回。

现在，让我们一起想象一下那根安全杆。当你坐在过山车上时，工作人员会微笑着向你走来，检查安全杆的位置是否正确，并放下栏杆。此时，你开始抓住它并感受到了它的结实和安全性。看着前方，你能清晰地看到那个安全杆是什么样子吗？它给你带来了怎样的感觉呢？你能感觉到它有多结实吗？它有多安全，能把你固定住吗？随着过山车缓慢启动并加速前行，你心跳加快，你紧张得浑身冒汗，你怕得要死，但那个栏杆始终把你安全地固定在座位上。即使混乱不堪、剧烈颠簸，

再见，悲伤

在这段旅程中唯一不变的就是那个牢固而坚强的支撑点——安全杆。

当我失去我所爱之人时，在震惊与难以置信之余，我的内心充满了无尽的悲伤与哀思。我会回忆起我们曾经共度的美好时光。这些回忆如同一道闪电会刺破人的心灵，或者是某个特定场景中突然涌现出来的画面。无论是听到他们离开的消息，看到一张照片，还是嗅到一种气味，都能唤起我对他们深深的思念。

在我的脑海里浮现出一个安全杆，它承载着我内心最真实而又脆弱的情感。每当悲伤袭来，我紧紧抓住这个栏杆，并告诉自己这份悲伤是正常的，而且是必须经历的过程。就像坐上过山车一样，在颠簸与恐惧之间徘徊不定，但同时也知道自己始终处于安全之中。

第 15 章

如果你没有遇到他们呢

当悲伤笼罩着我，我非常想念那个人，以至于心都痛了，我会写下所有假设他们没有出现在我生活中就不会发生的事情。回想起他们给予我的一切，我从他们那里学到了许多宝贵的东西。如果没有他们的影响，我将无法成为今天的自己。

这种思考方式与第 11 章所描述的关于他们对别人的影响有所不同。这是关于他们对你个人生活产生了怎样深远的影响以及你从中获得了什么。在我们一起共同度过的时光中，我们收获了友谊、爱情和智慧。

再见，悲伤

我的朋友艾莉：她曾使我成年后爱上儿童读物。我至今都记得她那种毫不掩饰的孩子般的热情，教会了我如何以更轻松的态度面对生活中的每一件事，并且尽情享受当下。正是因为她，我学会了开怀大笑，现在，我懂得抓住每一个值得开怀大笑的机会，让欢乐充盈心田。而她对法国的热爱最终说服我前往普罗旺斯。在那里，我深刻感受到，薰衣草不仅可以作为香料放置于爱德华七世时代（1841—1910年）女士们的内裤抽屉中，还是世界上最甜美芬芳的气味之一。如果她没有出现在我的生命中，所有这些珍贵经历和体验都将成为遗憾。

我的祖父：他是一个非常讨厌浮夸的人。他总是嘲笑当地政客和他们那种自视甚高的姿态。他深知获得荣誉或成为兰开夏郡一个小镇的镇长，并不能改变我们每个人都一样平凡的事实。对于那些大型化工公司的首席执行官，我也不再感到畏惧了。他们有自己的专属司机，还会介绍自己说：“我是哈里·克诺沃西爵士（Sir

Harry Knobworthy），你可以叫我爵士大人。”然而最后，无论身份地位如何，在上厕所时我们都一样平等。如果我的祖父没有出现在我的生命中，我可能永远不会明白这些道理。

我的朋友乔丹：他不仅让我更多地思考政治，也让我意识到了社会中存在的不公和我们每个人在纠正不公的过程中所扮演的角色，我们可以不袖手旁观。他告诉我，做自己、过自己想要的生活，从来都没有什么好羞耻的，相反，这是非常勇敢和可贵的品质。乔丹还教会了我坚持自己认为正确的事情，并捍卫那些被践踏者。他说，有时候我们必须站出来为弱势群体发声，因为只有这样才能真正改变现状。

如果乔丹没有出现在我的生命中，我可能永远都无法领悟到这些道理。

我的爸爸：他是一个非常伟大的人，他教会了我很多关于善良的道理。在我还很小的时候，他就告诉过我要保持善良。他说，善良应该成为我们的自然状态，除非我们要去见一个叫克诺沃西爵士的人。如果我爸爸没有出现在我的生命中，我就不会真正明白善良的重要性。

逝去的亲友给我们留下了宝贵而珍贵的礼物，我们必须铭记在心，并将其作为他们遗产中不可或缺的一部分。也许你所热爱和珍视之人向你介绍了板球运动、约翰·格里沙姆（John Grisham）的小说、威尼斯或兰迪德诺奇幻般的景色，等等。这些都可能成为他们祖辈传承下来，成为后代子孙辈们最美好且难以割舍情感纽带与精神寄托。同时，由于与他们相识，也会有机会遇见一些特别出色的朋友。因为与这些朋友结缘，我们收获颇丰。想想看，从他们身上学到并获得了多少宝贵经验和智慧呢？

我一直在反复练习。为了巩固从他们那里学到的知识，我经常思考同样的事情，但有时也会突然想起一些新的东西：我会回忆起他们用水果蛋糕向我介绍斯蒂尔顿（你也可以试试看，真的很好吃），或者他们教我如何调制完美的莫吉托鸡尾酒，他们教我要对自己更加有耐心，等等。

当然，这并不是说："哦，他们让我喜欢上沙拉奶油配鱼手指三明治，所以即便他们离开了也无所谓。"相信我，我绝对不是这个意思。

去拿一支笔或者把你的手机拿过来，开始吧。我的意思是现在就去拿点东西写下来，你回来的时候我还会在这里。如果你愿意的话，同时把水壶打开——如果罐头盒里还有点心的话，我要一块丹麦糕点——然后开始看看他们给你的是什么。

知道他们对你的生活产生了有意义的影响，并将一直陪伴着你，这真的很有帮助，并将成为你生活中不可分割的一部分。

第 16 章

数一数那些爱你并且健在的（包括宠物）

悲伤带给你的孤独是巨大而深沉的。

没有人可以完全理解你内心深处的孤独与悲伤，因为每个人与那个离开我们的人之间都有着不同的关系。我们聚集在一起，谈论这个人，得到彼此的支持，将会很有帮助，而同时，你也因为悲伤而感到特别孤独，因为对于我们每个人而言所失去的都全然不同。

就像我和我的朋友海莉一样，她也曾经历类似的悲伤，度过一段艰难的日子。我们坐在酒吧里，喝着杜松子酒和奎宁水。我们都做过这种事吧，打开一包薯片，把它放到桌上，我们就可以开始聊这些伤心的过往，互相慰藉了。

我：我只是觉得自己太孤独了，就好像置身于一片浩渺无垠的虚空之中。

海莉：（起身）我再去拿些杜松子酒。

我：你明白我的意思。

海莉：我当然明白，所以我们需要更多的杜松子酒。

我：我只是太过怀念他们了。

海莉：（又坐了下来）听着，你当然应该怀念他们；当我们的心爱之人离世时，就是会产生这种情绪。给我留点儿，不要把薯片都吃光啦！

我：但是这种感觉太痛苦了，痛苦得有点可怕。

海莉：我知道。

我：那是什么帮助了你？

海莉：帮我？哦，我会列个名单。

第16章

数一数那些爱你并且健在的（包括宠物）

我：哦，亲爱的，很抱歉，你刚刚说什么，列个什么？

海莉：名单。我会列个名单。

我：你还是少喝点杜松子酒吧。

海莉：我是认真的。要是思念变得太过强烈的话，我就会列一张爱我的人的名单。

我：所有爱你的人吗？

海莉：对啊。

我：名单上有我的名字吗？

海莉：有呢。

我：那我排在第一位吗？

海莉：是的。但是，如果你继续这么黏人，把所有的薯片全都吃光不给我留点，恐怕你在名单上的地位就岌岌可危了。

我：……

海莉：听着，一切都是为了平衡。当我想起那个已故之人时，我必须通过回忆所有现在爱我的人来达到平衡，否则它就太过沉重了。所以……

我：所以？

海莉：没错。

我：哦，你希望我也做这么做？

海莉：在你的大脑被杜松子酒泡坏之前这是明智的选择，不是吗？

我：好的。很好。好吧，那么……首先是我的丈夫帕特里克（Patrick）。

海莉："丈夫"，你是这么称呼他的？

我：没错。

海莉：好吧，没事。继续。

我：嗯……朋友，亲戚……

海莉：不，你得把每一个人的真实姓名都清楚地列出来。准确地写下他们的名字，因为"丈夫、朋友和亲戚"听起来好像就只有三个人，但实际上远不止三个。

你想看一下我的名单吗?

我：好啊。（海莉拿出手机）什么，我没有排在第一位，我排第五，居然排在你的猫咪拉里之后！

海莉：那又有什么要紧的。重要的是你可以看到，我周围二十三位还活着的人，我坚信他们都深爱着我。而且我还有一只可爱的猫咪。

我：或许很快会减少到二十二个。

海莉：得了吧。关键在于他们的爱无法取代逝者，这为我提供证据来证明自己被深爱着，尽管孤独和悲伤存在，但现在我感受到我被爱包围着，而且这对我很有帮助。

所以，这就是我所做出的行动，我默数着那些对我充满爱意的生命。有时候，我只是浏览一下名单，但更多时候，每次将他们的名字写下来都是值得的，即使名单保持不变。每次记录或书写他们的名字都会让我更加确定他们对我的爱。

想象一下你最亲密的朋友和家人，并且要扩大想象范围，因为爱有许多不同的形式，来自各种各样的人。你可以想一想住在澳大利亚很久没见面却仍然深爱着你的朋友。当你闲聊和煮咖啡时，你甚至也可以想一想在员工厨房里帮助你的亲爱的同事。

是的，我还把我的猫柯克也算在内了，尽管它总是试图霸占沙发、凌晨四点叫醒我带它去散步，还坐在我身上放屁等，但我相信它是爱我的。所以，请记得将你心爱的宠物也包含在内。

第 17 章

节奏

你知道田径比赛中那些领跑员吗？他们会确保运动员以适当的速度奔跑，既不太快也不太慢。我希望你也能成为他们中的一员——这与你的悲伤有关，你明白吧？而不是真正意义上去当一名 10 千米赛跑中的领跑员。

带着悲伤前行时，你必须掌控好自己的节奏，否则你会筋疲力尽；或者让它在你内心超越你，在它结束时第一时间给你一记响亮的耳光。这需要一些理性思考和实践经验。

再见，悲伤

我的朋友刚去世时，我忙得不可开交。我组织了一场追思会，挑选了赞美逝者的诗歌，并制作了追思会仪式表；联系了他的父母并通知了所有朋友；筹集资金并订购了一棵纪念树；我给每个参加追思会的人提供帮助，基本上一连几个月都没有停下来过。当这一切烦琐的事情结束时，我崩溃了。

我父亲去世多年后，我仍然常常想起他。我停下了手头的工作，用大把时间去回忆他。有时候，在一个安静的夜里，我会想象父亲现在可能在做什么。当时医生们为了维持他的生命，付出了何等努力？此刻他会以怎样的眼光看待我？他是否会喜欢我的朋友呢？而他钟爱的饮料是什么呢？对足球的热爱是否依旧存在于他心中？这些层出不穷的问题困扰着我，宛如一道阴影笼罩在我的生活之上。最终，我不堪重负，彻底崩溃了。

这两个例子都是关于节奏和平衡心灵的典型案例。悲伤可以让人感到筋疲力尽，就像同时承担三份全职工作一样辛苦。在面对悲伤时，我们需要尽可能地保存能量，找到一个平衡点：既要给予自己足够的时间去应对和释放情绪，又要保持足够的忙碌来分散注意力，并且不让悲伤完全占据生活——**因为你还活着**。如果我们将所有精力都投入其中一个方向，悲伤就会变得更加无法摆脱，更加难以应对。

我必须超越自己的极限，懂得如何退一步以正确的节奏前行。这并非软弱之举，也不是认为自己无法应对，更不是“还没结束呢”或者“仍然不行”。这也不是为了变得更加坚强。事实很简单，悲伤是一种可怕的情绪——它就像一种严重疾病的症状，如果我们感到身心俱疲，我们要认真对待它，并调整生活方式来减轻负担。如果你试图通过整日的忙碌来应对悲伤，不给自己留出释放情绪的时间，或者步入另一个极端，任由悲伤情绪蔓延，不安排一些日程来分散注意力，那么你将变得比现在更难承受悲伤。

再见，悲伤

想象一下：你驾车穿越一个偏远的山区，漆黑的夜里，雨水倾泻而下，对这个地方你并不熟悉。从收音机传来消息，你所经过的地方正惨遭洪水侵袭，请务必尽快离开。那么，在面临如此情况时，你会选择坐在车内无动于衷，并思考洪水多么恐怖吗？还是会立刻一脚油门驶上崎岖山路以极其危险的速度前行呢？请不要采取这样的行动。相反，请继续保持安全驾驶，在最佳路径上尽量选择适当速度穿越群山，并确保自身的安全。

找到一条合适的路，以最安全的方式走出创伤，寻求节奏平衡至关重要。

第 18 章

对虫子生气吧

当你悲伤的时候，生气是完全可以理解的。当你失去所爱之人时，你为什么不会感到愤怒呢？

当你感到愤怒时，我鼓励你适度地表达自己的情绪。听我把话说完，我并不是建议你一直处于愤怒的状态，我认为那对自己并没有什么好处。我想说的是，当你感到愤怒时，要真正地去感受这种情绪，并且要学会适当地表达出来。

我们常常被告知愤怒是一种消极情绪，但这其实是错误的观念。我们在啜饮罗甘莓茶时，应该平复我们的情绪，不要让我们的愤怒表现出来。这是无稽之谈。感到愤怒是很自然的，表达愤怒是十分重要的。顺便一提，我现在很生气，因为有些人说我们不应该生气。

有时候，我会因为所爱之人的离去而感到愤怒和难过，你可能有时也会对你所爱之人的离去有同样的感受，这样的情绪是完全正常的，也是完全可以理解的。通常听起来是这样的：

“你竟敢离开我，你这个自私的、腐臭的、卑鄙而可怕的人，你这个没用的人。”

我会大声地说出来，因为这样表达更有效果，但你也可以在脑海中假想出一连串的咒骂。如果你想的话，还可以用拳头捶打垫子，我发现这很有效。你也可以打枕头、沙发和羽绒被，但你不能打人——这是文明社会的规则。你也可以在纸上写下你的愤怒，踢金属垃圾桶（它会发出很大的噪声），或者把你一直讨厌的丑陋毛绒玩具撕成碎片。

不要为你的愤怒感到羞耻，也不要在事后感到难过。如果是针对死去的人，我会接着说，“嘿，你必须发泄出来”，这样可以使心理平衡，但我不会为自己的愤怒道歉。我想，如果死的是我，他们也会很生气。如果我们为自己的愤怒道歉，只会强化这样一个事实：我们不应该有这种感觉。

你必须深切地去感受，将情绪宣泄出来，释放不公与失落。你可以对那个人愤怒，也可以表达内心的悲伤，向大自然母亲发泄怒火，甚至是任何你想要发泄的对象。

或许你会发现悲痛和愤怒会以其他方式流露出来，于是，你开始对着自己嘶吼，抱怨那些每周三开车挡你路的人，或者你也想对排在你前面、每个苹果都要花

15 分钟扫描的人大吼大叫。当这股情绪被这样转移时，请反思一下其真正来源——它通常归因于失去所爱之人带来的不公和无尽哀伤。

我经常在生气之后感到悲痛，这两种情绪紧密相连。但我也因此感觉轻松多了——那些一直在内心隆隆作响的负面情绪得以释放出来，比压抑在内心好多了。因为在内心深处，它会开始攻击你自己。发泄出来后感觉身上的负担也减轻了许多。我当然也会觉得累，但是，这也是释放愤怒情绪的一部分。这种愤怒需要发泄出来。

告诉全世界你有多么生气吧！虽然可能会让我们感到疲惫不堪，但这就是发泄愤怒需要付出的代价。

第 19 章

不要把你的痛苦最小化

悲伤并非一场竞赛——请注意，这并不是在奥运会上比拼。

我母亲在 30 多岁时失去了丈夫，留下她独自抚养着 3 个孩子，当时 3 个孩子分别只有 7 岁、5 岁和 9 个月。她曾讲述过一个故事，那是关于一位刚刚失去了心爱的猫咪而无比悲伤、无法释怀的女士，怎么安慰都没有用。“看在上帝的分上，”母亲想，“我已经失去了我的丈夫，而你只是失去了一只猫！”但随后，她与那位女士聊天，分享了彼此的悲伤经历后，才发现她们有很多相同之处——除了母亲不愿意回忆起丈夫踩着她脚入眠这件事实。

或许，如果那位女士先失去丈夫再失去猫咪，或许她会认为失去丈夫更加令人难过（但也未必如此，她的丈夫可能是个彻头彻尾的笨蛋，极其令人厌恶）。我的观点是，我们当时所感受到的悲伤之苦都是合理存在的，无须与他人进行比较。

几年前，我在一个葬礼上忍不住哭了。当我在教堂里唱着我朋友生前最喜欢的一首赞美诗时，泪水顺着我的面颊流了下来，虽然我极力控制自己，然而悲伤的情绪还是无法抑制。但是看到坐在第一排的逝者家属，我心想："詹姆斯，给我保持冷静；他们刚刚失去了女儿、妻子、母亲、姐妹，他们承受的痛苦可要比你多。"这种想法会引发一个问题，它会让你开始低估自己所经历的痛苦，并且试图忽视它。尽管我的损失与他们不同，但我的痛苦仍然很真实，并且是被允许存在的。

第19章
不要把你的痛苦最小化

你不必一直用那种将事情最小化的思维方式来面对困难，这是于事无补的。“虽然我失去了我的妻子，但有些人在同一周内失去了妻子、兄弟和母亲，他们的痛苦可能更大。”我们不应该责备自己不够坚强，不够坚韧。面对悲伤，每个人都有自己独特的经历和感受。那个失去了所有家人、所有朋友和三条热带鱼的人会得到悲伤奖吗［由希腊悲伤之神俄匊斯（Oizys）荣誉赞助］?

仅供参考，我会禁止在任何有关悲伤的谈话中使用“坚强”“坚忍”“坚韧”这些词。“哦，你太坚强了，你太棒了”翻译过来就是“谢谢你没有在我面前哭，我们现在谈点别的吧”。

你不需要“坚强”，你需要歇斯底里，你需要痛哭流涕，感受流淌在你身体每根筋里的每一寸悲伤——对我来说，那才是真正的力量。脆弱是力量；说自己感觉不太好是力量；由于悲伤过度而躺在床上一整天，也是一种力量。

当我们把痛苦最小化时，我们是在说，“我不够坚强，我应该能够接受我所爱之人的离去。我应该继续生活下去，完全接受这个事实，不要哭泣，不要难过”。把这句话再读一遍，看看它和丧亲之痛联系起来有多荒谬。

你不是在特种空军部队（SAS）执行从邪恶独裁者手中营救间谍的任务。你尤其不需要“保持冷静，继续前行”（天哪，我讨厌这句话）。你不是在参加世界上最坚韧、最具承受力的人的比赛，顺便说一下，这个比赛永远不会结束，因为没有人会认输。

请接受你正在面对的现实，因为这是一种正常的感受，它会让你感到悲伤和不舒服。告诉别人你正在经历困难，因为这样他们就会知道你需要支持。请不要将自己与哈格里夫斯太太作比较，她早上才失去丈夫，下午竟然能摘六千克胡萝卜。

僵硬的上嘴唇是19世纪贵族们保留下来的特征，他们上午在决斗中失去了手臂，下午还得维系与工人之间的关系，晚上还得帮助他们挖煤矿。我只是假设而已，并不认为你属于其中之一。

请跟我重复一遍：

“我有理由感到伤心，因为我失去了一个如此珍爱的人。我会想念他们，这让我非常痛苦，我不会轻描淡写地对待这种痛苦，也不会在自己难过时掩饰说‘没事’，因为实际上情况很糟糕。”

尽管这句话可能不太吸引人，你也不会在礼品店的T恤上看到它，但它是有一定道理的，而且最终能帮助到我们。

再见，悲伤

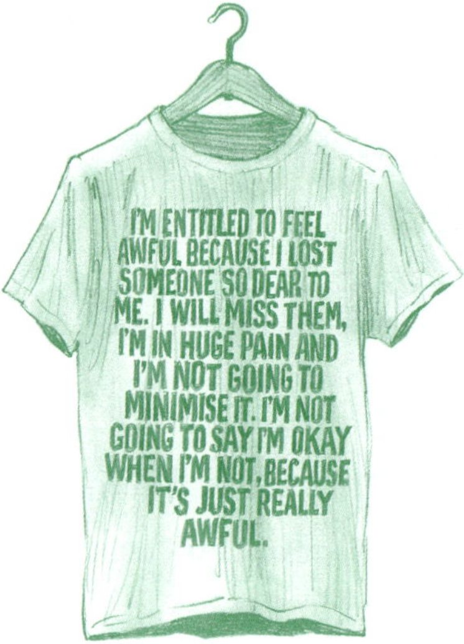
I'M ENTITLED TO FEEL AWFUL BECAUSE I LOST SOMEONE SO DEAR TO ME. I WILL MISS THEM, I'M IN HUGE PAIN AND I'M NOT GOING TO MINIMISE IT. I'M NOT GOING TO SAY I'M OKAY WHEN I'M NOT, BECAUSE IT'S JUST REALLY AWFUL.

第 20 章

你自己的追思节

有时候我会感到悲伤，因为我自己也有一个纪念逝者的节日。

当我想要与我所爱的人联系时，我会拿出旧照片、纪念品和葬礼服务单，并播放能让我回忆起他们的音乐。查看信件、贺卡和电子邮件也是我会采取的方式——我会让这些东西将我湮没。我会刻意收集所有能让我想起他们的东西，并摊在床上，这样我就被它们包围，就像一种净化仪式一样。

通心粉和奶酪、品客薯片和酸奶成为能够抚慰我的食物（不是一次吃完，那样会很恶心），然后沉浸其中面对悲伤而非回避它——这就是我的追思节。

“你疯了吗？”当我告诉我的一个朋友我曾这样做时，他们说：“你为什么要故意让自己感觉不快乐呢？去做一些开心的事吧，试着忘记它。看一些有趣的电视节目，可以看看小鸭子呀，转移你的注意力。”他们不明白的是，没有经历过悲伤的人往往也不明白，悲伤一直都环绕在你身边，有时你不得不忍受更大的痛苦才能继续前行。这就像那句“没有付出就没有收获”，虽然我很讨厌这句话，但在这种情况下是正确的。为了治愈手臂上的伤口，我们首先需要在伤口上涂上消毒药膏，尽管这可能会让人感到刺痛。

虽然我从未参加过在格拉斯顿伯里附近超大圆顶帐篷中举行的净化仪式，和那里的人一起呼喊，但我也能找到宣泄的途径。或许并非在山羊柳树仪式上［因为在这种仪式上花费 950 英镑只能享受 10 分钟服务，无非是往空中撒些迷迭香，倒着唱《波希米亚狂想曲》（*Bohemian Rhapsody*）]，而是在世界各地真正本土风情浓郁、别具特色的庆典活动中实现。

追思节和万圣节截然不同，万圣节里到处都是装扮成鬼怪的人去吓唬邻居的恶作剧。在墨西哥和其他国家，人们在追思节纪念他们逝去的亲人，并向他们献上祭品，向他们表达爱与尊重。我不会在脸上涂颜料，在街上跳舞，因为坦白地说，当我们带着猫散步时，邻居们已经觉得我们够奇怪的了。我会以我自己的方式去怀念，去沉溺于悲伤、回忆过往，不让自己遗忘所爱之人。

当我们经历失去亲人的悲伤时，每个人都会用独特的方式来面对和处理。有些人喜欢在特定的时间里给自己安排一段时间用来悲伤，这样可以让内心深处一直盘旋的情感得以释放。而我更倾向于独自一人过我的追思节，但也可以选择与他人共度，只要确保你能信任他们。

不知怎么的，在经历了一段时间后，我觉得好像卸下了负担——悲伤并没有消失，只是我变得轻松些了。这样就能继续赶列车去工作、上网购物、做晚餐等。

小小的仪式对于缓解悲伤也非常重要——它们就像迷你版的追思节。当我需要勇气时，我会摸着爸爸留下来的手表；在朋友去世后的头几个月里，我会在挣扎中依然和他们道晚安；每年圣诞节时，我会翻阅祖父送给我的那本书。这些习惯让我与已故的至爱保持联系。

尤其是在刚刚失去他们之后，这些仪式显得格外重要。或许你会穿上逝者曾经穿过的衣服入睡，或者在枕头上喷洒一点逝者曾用过的香水；或许你也可以每天早上起床时抚摸逝者的照片，转一转你们的结婚戒指。只要这些习惯不变成一种执念，它们就可以成为你日常生活中真正令人欣慰的片刻，你只需要停下脚步、记住所爱之人，在纪念和怀念中找到力量，继续前行吧。

第20章

你自己的追思节

你可以选择在他们的忌日、生日、你们共同度过的特殊日子，或者是那个每年都去度假的星期，甚至是那个你们总是一起去树林散步的节假日——只要你觉得合适就好。

直面我们内心深处的痛苦可能会让人感到害怕，但它有着令人难以置信的治愈力量。

第 21 章

记录你的小收获

悲伤会使我们瘫痪。无论你所爱之人离你而去已经有多久了，它总能让我们感到痛苦和惊愕。

我记得，在一位深爱的同事去世后，突然间，所有那些我原本可以不假思索就能做的平常的事情，如买三明治、洗衣服、吃午饭，似乎变得都不可能实现了。就好像有人把我拍成了慢动作，我的血管里充满了厚厚的泥浆，我的肌肉崩溃了。每一个动作都很费力，每一个想法都使我精疲力竭。

当悲伤裹挟住我们时，成绩、任务与责任皆随之改变，这并不是因为我们不能带狗狗去宠物美容师那里，现在它们看起来像一只微型的长毛象，而是我们的心灵被悲伤所占据，以至于我们无法行动，不能给狗狗美容师打电话预约时间，找一个合适的日子，开车带狗狗去那里，等宠物美容师打理完毛发，接狗狗，然后再开车回家。你被悲伤笼罩着，那种感觉，让你去商店，就好像让你穿着 10 厘米的细高跟鞋去攀登乞力马扎罗山并且鞋带还断了一样。

这就是为什么，在最悲伤的时候，我希望你想想微小的收获。

微小的收获指的是对别人来说很小但对自己来说却感觉很大的事物。我希望在完成一项任务后你们能在脑海中打个钩记下来。以下是我在悲伤时得到的一些小收获。

* 喂猫

* 去超市，当其他顾客挤到我前面时，不去诅咒他们
* 洗个澡，把身上有臭味的地方都洗干净
* 吃一顿营养丰富的午餐，而不是吃 6 块巧克力蛋糕
* 不赖床
* 再次喂猫
* 当洗碗机里漫出来的水要淹没厨房地板的时候，不去踢它
* 换裤子

我想你能明白了。重要的是，你需要找到证据来证明自己还没有被悲伤淹没，你仍然能够正常生活，你还活着。每当我完成一项任务时，我都会在脑海中做个记号。我不使用 Excel 表格，因为它对于我来说就像试图计算物理学中角动量可能值一样困难（其实我也不知道

那是什么）。我只是在脑海里做一个记号，记录下我完成的一些事情，取得的一些成就，我有了一点收获，有时还会用一个小面包卷来庆祝。

记录微小的收获非常重要，因为与其对自己说，“我写不完那本书，我写不了圣诞卡片，我整理不了车库”，不如看看我们能做些什么。真的，我们要记住：小的收获在悲伤时是有意义的，因为当我们悲伤时，所有的规则都会改变。

当我们看到自己取得进展的证据时，我们会觉得更有能力继续前行。我们会感觉自己更有价值，我们会感觉自己更有能力，并意识到悲伤并没有压垮我们。

第 22 章

扛起大石头

对我来说，悲伤就像是压在背上的一块沉重的大石头。它巨大而灰暗，好像与我的身体融为一体，无论我如何努力，都无法摆脱它。

在最糟糕的情况下，这块石头又大又沉，压得我几乎直不起腰来，无法前行。有时候因为这块石头，我感觉自己再也动弹不得了。更令人难过的是，我从未邀请过这位不速之客，却必须驮载着它。

有些时候，虽然这块大石头依旧存在，但数小时甚至数天内，我却察觉不到它的存在。还有些时候，我能感觉到这块大石头的存在，但不会感到太不舒服——我的身体已经适应了，我已经习惯了这种感觉，我仍然可以继续前进。

最痛苦的时刻往往是头几年（我经常发现第二年到第四年的那段时间尤其难熬），但随着时间推移，悲伤并没有一个线性的发展过程。悲伤的路径是这样的：

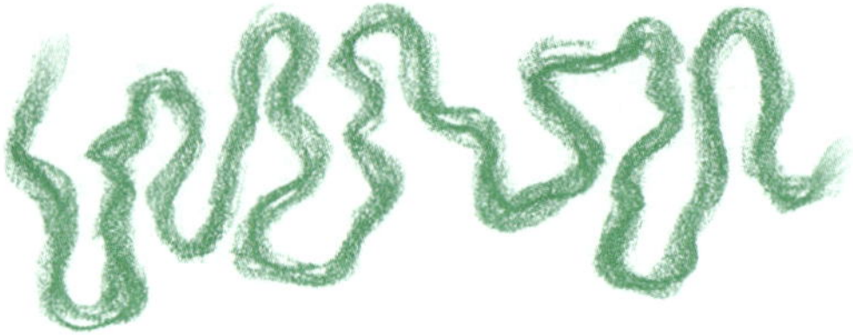

所以，悲伤这块巨石，在**任何时候**都可能让你感觉到很沉重。在亲人离世几年后，你可能已经习惯了悲伤的冲击，但它的重量随时可以让你再次陷入困境。我所爱之人几十年前去世了，我仍然能感受到那块石头带来的全部压力。它总能突然给我一击，阻止我的脚步，让我筋疲力尽，让我不能继续下去，因为实在太痛苦了。

关键是要识别出这块大石头何时变得更加沉重了。当我看到一对父子在观看板球比赛，或者祖母在公园里推着孩子荡秋千，或者朋友们在酒吧花园里欢笑，背上的这块巨石就开始变得紧张起来。有时我闻到一股美味的咖喱味，让我想起我的朋友；有时闻到花园里的薄荷味，让我想起我祖母的房子。当有人离开这个世界时，巨石便会立刻变形，让我再次感受到它的沉重，它将我拉回现实，让我停下前进的步伐。

这个比喻可以帮助你管理悲伤的情绪，并与之共存。你开始逐渐习惯它带给你的感觉，不再被突如其来的疼痛和震撼所打击。同时也要接受这块“巨石”将永远陪伴在你左右，在不同时间、场合下带给你不同的体验。

当其他人离世时，他们的悲伤也会被吸纳到这块大石头里，你就需要更加小心地去承载它；而当这块大石头沉重得越来越难以承受时，你得照顾好自己。

我总是停下来对自己说“这是悲伤”，或者“这是一块越来越沉重的负担”。有时候，为了强调这个既成事实，我会旁若无人地大声说出来提醒自己，让路人困惑不已，以为我疯了，但那并不重要，最重要的是我意识到了它的存在。如果他们觉得我在自言自语也没关系，因为事实上就是如此。你对待悲伤的方式比别人对你的看法更加重要。

还有些时候，我会坐下来，想象着背上压着一块越来越沉重的石头。这样做很有帮助，因为我可以通过想象，去体验其中发生了什么；因为想象能够让我们感受到真实事件发生在我们身上的感觉，就像一个无法摆脱却必须承担的负荷。一旦我们能够将其具象化，我们就能开始更深刻地认知和理解它。

这块大石头提醒我们，悲伤将永远与我们同行，我们必须学会如何扛起它，尤其是在它最沉重的时候。

第 23 章

塞德里克是个“白痴”

有时候，我忍不住想：“你还在为你父亲的离去而伤心吗？你这是怎么了？”但与你的炊具的保修期不同，悲伤是没有截止日期的。

我脑海中有一个声音，经常跳出来说：“我现在应该感觉好些了吧？”父亲去世已经 45 年了，可那个声音还在责备我说：“45 年过去了，你还在悲伤吗？老实说，你到底是怎么了呢？真是让人心酸的小可怜。”

不知为什么，我把这个声音叫作塞德里克（Cedric）。塞德里克引导所有关于悲伤的“应该”，然后当着你的面大声喊出来。

“我的伴侣已经去世3个月了；我现在应该可以回去工作了。”

“我母亲毕竟年事已高，她的一生充实而精彩；我不应该一直想念她。”

“其他人比我受到的影响更大；我应该继续我的生活。”

“我妹妹病逝了，现在她已经从疼痛中解脱了；我应该为此感到感激，而不是还在哀悼她。”

“我还有别的孩子；我应该给予他们更多的关注，而不是一直沉湎于因逝去的孩子而产生的悲伤中。”

“她是朋友，不是亲戚；我不应该这么难过。”

“他们去世的时候，我们的关系还没有那么亲密；我不应该这样难过。”

第23章
塞德里克是个“白痴”

塞德里克想让你为内心的不安而羞愧，为太想念那个人而羞愧，为事情变得更糟而羞愧，为日子过得艰难而羞愧。

我要说得清楚明白些，**塞德里克就是个“白痴”**，除非你挑战他，否则他会继续对你大喊大叫。另外，如果你听了塞德里克的话——顺便说一句，他的声音非常刺耳，鼻音很重，充满嘲讽——你会感觉越来越糟，越来越糟。塞德里克唯一的愿望就是让你觉得你的想法是荒谬的，你和其他人有些不同，你很软弱，还没有“振作起来”。塞德里克就像19世纪小说里的老师，告诉一个摔倒的心烦意乱的孩子“站起来，别哭了”，不要担心膝盖上那个血流如注的大伤口。虽然他缺少同情心，在面对悲伤时我们却需要对自己怀有同情之心。我们以冷静、客观甚至富有同情心的声音反击塞德里克。我们并不是在同情塞德里克，明白吗？相反，我们是对自己抱有同情心，而这反过来又是对塞德里克的反击。

再见，悲伤

“在我准备好回去工作之前，我可以休息很长时间，我必须慢慢来。”

“仍然感到悲伤是正常的，毕竟很长一段时间以来，他们都是我生命中重要的一部分。”

“我的悲伤是合理的。我有权为我认识和爱过的人悲伤。”

“他们从痛苦中解脱了，我可以松一口气了，

但我也非常想念他们，这不是非此即彼的问题。”

“感到内疚是可以理解的，我需要对自己好一点，而不是用可能发生的最可怕的事情之一来评判我的‘进步’。”

“失去任何人都很痛苦。我要忠于我自己的感觉。”

“悲伤会以不同的方式影响人们，我没有必要为自己的感受而感到羞愧。”

当你失去某人，你觉得你必须“继续撑下去”，不要大惊小怪，不要表现出你的情绪，不要让你的悲伤令别人难堪的时候，塞德里克就诞生了。塞德里克也是那些没有经历过悲伤的人的产物，他们认为你只是悲伤了一会儿，但在葬礼结束后，你就不会再悲伤了，就没事了。这些人，我管他们叫塞德里克派，他们什么都不知道，让他们走开吧。

不要听塞德里克的，你要倾听你的悲伤，感受你内心深处真实而强烈的悲伤——你有理由这样做。

第 24 章

他们希望你怎么做

我曾与许多不同的治疗师就悲伤这个话题交谈过数百次，但其中有一次特别有益，那是与一位非常出色的治疗师的对话，对我真的很有帮助。

我：我感觉不太好。

治疗师：不太好吗？

我：我有几个小时不去想他们，现在，嗯，现在……我感觉很糟糕，好像我没有一直想着他们就是对不起他们似的。

治疗师：就好像你没有时时刻刻想着他们，他们就越来越不重要了？

我：我想是的。

治疗师：那真的是这样吗？

我：不，当然不是啦。我不想忘记他们。我一点都不想，可这真的意味着我可能会有所改变吗？这种改变是在远离他们吗？

治疗师：你觉得呢？

我：希望不是。

治疗师：他们想让你做什么？

我：抱歉，你的意思是？

治疗师：想象一下你可以进入他们的内心。他们想让你怎么做？

我：我想我可能要服丧 20 年，头 15 年穿黑色，接下来的 5 年穿炭灰色。在伦敦一个著名公园里为他们建造一座 15 英尺（1 英尺≈ 30.48 厘米）高的陵墓，对着他们的雕像哭泣，从黎明一直哭到黄昏，隔周周三下午去做一次礼拜，在他们选择的大教堂里哭泣。

治疗师：好的。

（沉默）

我：你是想让我说真心话吗？

治疗师：这可能是最好的。

我：好。好吧。我想……嗯，我想他们会希望我记住他们，但不要因为他们而受到影响。还可以在背上刺一个栩栩如生的大文身。

治疗师：真的吗？

我：你没见过他们……

治疗师：让我们回到你刚刚说的前半部分，“记住他们，但不要被他们影响”。

我：是吗？

治疗师：这就是他们想让你做的？

我：是的，我想是这样，不要被他们影响。

再见，悲伤

这些天，当我在悲伤中挣扎时，当我制订假期计划时，当我为没有他们的假期计划感到内疚时，或者当我只是想知道我应该怎么做时，我就会想“他们会希望我做什么”，于是答案开始变得清晰起来。

我相信我们所爱的人会理解我们的悲伤、痛苦，他们会理解在他们离世后我们会挣扎，但我不认为他们会希望我们停止自己的生活。我不认为他们会希望我们因为失去亲人而被束缚，以至于一周都不和家人一起去特内里费岛度假，或者搬家，或者开始一段新的恋情。

你因为要开始练太极拳，有一段时间没有去他们的墓碑看看了，我不认为他们会介意这个。相反，他们更希望你笑着与朋友尝试完善太极拳里面倒撵猴的招式。他们当然希望被记住，当然希望你花时间思念他们，回忆往昔欢笑，但请不要因此而中断你的生活。

想想你所爱的人会对你有什么期许，我敢打赌他们不会希望你因为他们的离世而受到影响。

第 25 章

充实地生活吧

接下来我要说的不是真正的水蛭，你懂的。我并不是建议你试着把水蛭放在腿上吸出悲伤，就像 19 世纪中期过分热心的医生一样——我认为这行不通，如果有任何可行的机会，我早就尝试了。

我认为有帮助的是尽量生活得充实，因为这样做是对逝者的尊重。这是你给他们和你自己的礼物。

我再解释一下。去参加派对，买喜欢的衣服，看戏剧，和朋友一起看足球比赛，在海边买炸鱼薯条，吃冰激凌——我们生活在这个世界上，我们珍视生命的宝贵，因为我们明白它是多么脆弱和不稳定。

作为那些经历过悲伤的人，如果有一件事情是我们深知的，那就是生命的脆弱。我们清楚地意识到生与死之间只有微小而微妙的界限。这种认识源自内心深处的痛苦。前一秒他们还在身边，下一秒却阴阳两隔。

从生活中挤出每一寸光阴，并不意味着我们不会有因悲伤而暂时丧失行动能力的日子，也不意味着我们永远都能保持行动力和乐观心态，更不意味着我们必须忙碌地做几百件事，直到精疲力竭地瘫倒在羊皮地毯上。它意味着在生活中去冒险，做一些可能超出你舒适区的事情——挤一个柠檬，不是要做一杯柠檬水，而是可以挤出时间来享受美好的时光——比如在一个美丽的夏日结束时，在花园里喝上一杯美妙的杜松子酒和奎宁水。创造一些愉悦的体验，可以帮助我们平衡悲伤所带来的痛苦和空虚。

以下是我对这些事情的真实想法。

“我真的不想和伊恩见面，他有一张喜剧演出的票，但我只是觉得太难过了。我会感到很累，因为我得假装开心，还要花 85 英镑买酒水，忍受别人在身边叽叽喳喳，当我不想笑的时候不得不笑，笑完之后不得不去吃咖喱，到了明知没有出租车的时候还不得不打车，直到最后再也笑不出来，还得走路回家。而我更想穿着睡衣，在家里重温 20 世纪 80 年代《黑脸警察》（*Bad Cop Shows*）节目，吃点奶酪和洋葱薯片。”

这就是事实。

嗯，我努力笑了一下，实际上有段时间我笑得很开心。有人在我身后叽叽喳喳，但还不算太糟。1 品脱[①]酒水并不需要 85 英镑。咖喱很好吃，很高兴见到伊恩，虽然一切并非完美无缺，但至少我正在经历生活中的点点滴滴。

当我为我离世不久的朋友哀悼时，我的同事带我去

① 英制 1 品脱≈ 0.5683 升。——编者注

再见，悲伤

看了一场非常糟糕的电影，天哪，太可怕了。这是一部让你觉得“我本可以在家里喝杯茶，吃盘饼干，可我却在这儿，在一片黑暗中看着这堆废话连篇的电影”。尽管如此，我仍然选择留下来看完那部电影——因为这么做可以让我觉得自己在做着什么。后来，我和同事抱怨天气有多糟糕，老实说，这是整个晚上最精彩的部分，我听到我朋友说：“你走出来了，我为你感到骄傲。忘了那部烂片吧，重点是你开始行动了。”她说得没错。

我们所爱之人已经无法再体验珍贵的东西，所以，当我决定买奥运会的门票，或者去巴塞罗那旅行，或者去爬山欣赏美景，或者享用一份奶油茶点时，我都会十分感激我能做这些事，我所爱之人已离我而去，可他们仍与我同在。我做的这些事既是为我自己而做，也是为了他们。

我们依然活着，并且正因为他们的离世而更加珍惜当下的每一刻！

第 26 章

使用黑色幽默（但只有你能自我调侃）

有一次，我在一个聚会上看到了一个同学。我的心情顿时变得复杂起来：“哦，不，我讨厌他们，现在他们要朝我走来了，我得假装见到他们很高兴，尽管我认为他们是一群笨蛋。”

同学：哟！詹姆斯兄弟！最近怎么样？好久不见。你还好吗？

我：嗯……我觉得我还不错。你怎么样？

同学：真是棒极了，我的老朋友。我们有多久没见了？

我：不算特别久呢。

同学：我就说吧，在学校那会儿可真是太棒了，不是吗？

我：对你来说，也许吧；对我来说，这是痛苦的羞辱。我被迫参加自己不喜欢的运动，被同龄人排斥，从来没有人接受真实的我。

同学：不管怎么说，在学校里的时光是最难忘的，对吧？

（沉默）

我：那么，嗯……你家里人都好吗？

同学：哦，他们很好。我哥哥现在是一名对冲基金经理，刚买了辆玛莎拉蒂——我跟你说啊，你肯定会觉得很好笑，他把车称为“修剪树篱的人”。很有意思吧。还有谁来着？我姐姐在迪拜经营酒店，可能已经拥有三家酒店了吧，或者她可能还掌握着石油之类的资源。

我爸妈也挺不错，他们搬到法国南部的费雷角（Cape Ferret）的一座城堡去了。

我：抱歉，什么角？

同学：费雷。

我：费雷？就是还可以指动物雪貂的那个词吗？（Ferret在英语中有雪貂的意思）。

同学：没错，就是那个词。

我：费雷？

同学：没错，费雷角。

我：嗯……也许应该是费拉角（Cape Ferrat）才对。

同学：真的吗？不是费雷吗？

我：我觉得不是。

同学：我父母可不是这么说的。

我：我一点儿也不奇怪。

同学：你妈妈怎么样？

我：她很好。

再见，悲伤

同学：那你爸爸呢，他怎么样了？

我：哦，好吧，你知道（暂停三秒以达到戏剧效果）……他还在天堂。

［出口在舞台左侧］

黑色幽默是一种特殊的表达方式，它能够在悲伤和痛苦中带来一丝轻松和解脱。在 20 世纪 80 年代的艾滋病危机期间，许多人都面临着无法想象的困境和挑战。每周参加三四场葬礼成为常态，这对于任何一个人都是难以承受的打击。然而，在这样的环境下，黑色幽默成为生存之道。用幽默化解死亡、疾病等话题所带来的压力和恐惧感：“我的黑色西装洗了，我又要穿肉色的紧身衣了。”

同样，有时当有好心的亲戚或者邻居问我：“需要我帮忙吗？”我很想回答：“需要，当然需要。你可以帮我把他们复活。”

说到这一点，在被问及此问题以及听到其他陈词滥调的空洞评论后，我发明了“宾果游戏”，这是一个适合所有失去亲人的人玩的有趣游戏。不知怎么的，每当我在心里喊出“Line！”时（有时候会大声喊出来），

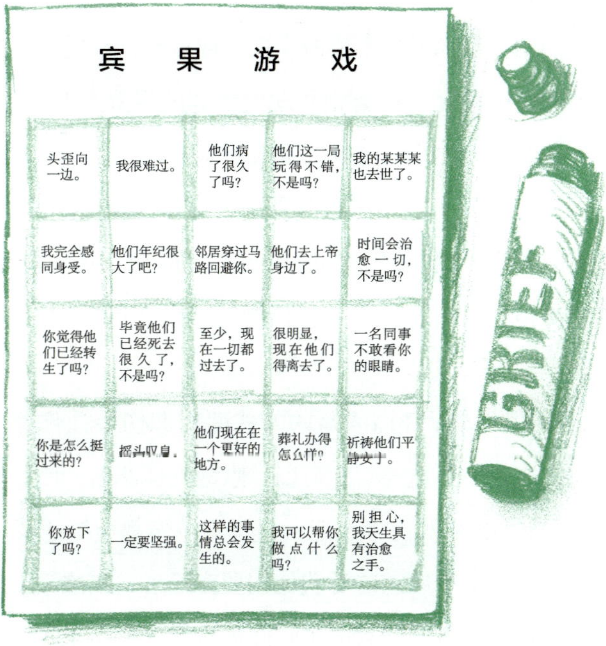
宾 果 游 戏
头歪向一边。
我很难过。
他们病了很久了吗?
他们这一局玩得不错，不是吗?
我的某某某也去世了。
我完全感同身受。
他们年纪很大了吧?
邻居穿过马路回避你。
他们去上帝身边了。
时间会治愈一切，不是吗?
你觉得他们已经转生了吗?
毕竟他们已经死去很久了，不是吗?
至少，现在一切都过去了。
很明显，现在他们得离去了。
一名同事不敢看你的眼睛。
你是怎么挺过来的?
摇头叹息。
他们现在在一个更好的地方。
葬礼办得怎么样?
祈祷他们平静安宁。
你放下了吗?
一定要坚强。
这样的事情总会发生的。
我可以帮你做点什么吗?
别担心，我天生具有治愈之手。
GRIEF

我都会苦笑一下。当你听到某人谈论或看到他做其中的某件事情时，请给它打个钩。

如果你的游戏图纸“座无虚席”，满是钩钩，请联系我，我为你准备了奖品。

使用黑色幽默并不能减少失落或痛苦，相反，它强调了悲伤的荒诞——喜剧和悲剧之间的界限有些模糊，黑色幽默以一种非常有效的方式跨越了它。

只有我们可以用黑色幽默来表达自己内心的悲伤。如果他人因为我们的悲伤而这样做，那真的不合适——这会显得非常无礼。我们可以嘲笑自己和自己的悲伤，但别人不可以。

有时候，以轻描淡写的方式面对悲伤会让你感到解脱，这真的很重要。你可以幽默地处理悲伤，比如说“那个自私的家伙走了，把所有熨烫工作都留给了我”，或者“他们至少应该告诉我他们要离开了，在冰箱上贴一张便利贴，或发一封电子邮件之类的”。

第26章

使用黑色幽默（但只有你能自我调侃）

现在，我并不是建议你一直使用黑色幽默，绝对不是。我只是认为在某些时候它可能会有所帮助，就像一个阀门一样，将一些痛苦释放出去。

第 27 章

尖叫，动起来吧

现在，我意识到了，大声尖叫是不礼貌的。维多利亚时代的人需要通过嗅盐来唤醒麻痹的神经，但是，去他的，我想让你尖叫，非常大声地尖叫。

如果我们不能因为悲伤而合情合理地尖叫，那什么时候才能呢？好吧，我们也可以在密室里尖叫，或者当一只蜘蛛爬到我们头上时尖叫。在斯里兰卡的雨林中，要是有一条巨大且有毒的绿蛇从我的运动鞋上爬过，我肯定会放声尖叫——但你明白我的意思吧？哦，当然，每次看到老鼠，我都会惊声尖叫。当我伴侣说“你瞧，我就是喜欢老鼠，我们能养一只作为宠物吗”，我也会大喊大叫。

悲伤是一种身体上的感觉，就像你连续遭受打击一样。如果你被打了一拳，你会尖叫的，除非你是在油管网（YouTube）上看到的那些被球击中的人之一，他们可以优雅地站着，微笑着修指甲。

大量的痛苦、愤怒、怨恨、失落、恶心和困惑必须以某种方式释放出来。如果不及时释放，这些情绪会以其他形式反弹回来——焦虑、惊恐发作、创伤后应激障碍，等等。这些我都经历过，甚至经历过更多，所以请联系我以获取完整的列表。

你可能会在悲伤的同时产生绝望的情绪。痛苦似乎难以忍受——没有你所爱之人的陪伴，生活太艰难了。如果发生这种情况，寻求帮助真的很重要——你要知道你的这些念头是完全可以理解的，你需要适当的帮助来控制这些念头。

第27章
尖叫，动起来吧

当我第一次用尖叫来宣泄我的悲伤时，我承认我花了一点时间来适应，但这真的很有帮助。如果你和别人住在一起，你可能想让他们知道当你尖叫时不要过于担心。我倾向于跑到乡村中央去发泄情绪。而有些时候，我会对着空气大声尖叫和咒骂。

“该死的……”

你懂的。

我不确定我是在冲着谁大喊大叫，但这并不重要。我的建议是，不要以带有侵略性的方式对待自己的悲伤情绪。悲伤不是你的错，那个人的死并不是你造成的——除非真的是你造成的，但那就是另一回事了。

我会逐渐提高尖叫的音量。一开始，我只是在心里尖叫，并不发出声音。接着，我要戴上耳机伴着吵闹的音乐才敢尖叫，后来我不戴耳机也能快速地发出一声尖叫，然后我叫得更频繁了，再后来我延长了尖叫的时间而且尖叫声也更响亮了。你尖叫的时间越长、音量越大，效果就越好。最终，我成功地放开喉咙发出了一声大喊。这样大喊大叫并不会让我感到特别难为情，也不会在事后自言自语道：“嗯，这也太奇怪了。”

如果你一开始感到困难，那就试着想想你会对你最不喜欢的人说些什么，或者过去欺负你的人说些什么，大声地宣泄出来吧。

现在就试着尖叫吧，先试一下，来，我们一起尖叫吧：

一、二、三，啊啊啊啊啊啊啊啊啊啊

现在感觉怎么样呢？是不是好受多了。

以一种身体的方式，释放内心的悲伤，让情绪得到宣泄吧！

悲伤的感觉就像一条被堵住的河流，无法继续自由流动。当你所爱之人去世时，你会感到无能为力，仿佛自己也已经死了一般。你难以行动起来，难以下床、上班甚至开洗衣机。悲伤让我们停滞不前，仿佛时间也停滞了，整个世界都静止不动。然而，尖叫可以帮助我们。

除了在需要时发出尖叫，我还会试着稍微活动一下。现在，请不要害怕，我并不是建议你每次感到悲伤时都去攀登K2峰[①]东侧；当痛苦袭来时，你无须计划3天内跑36场马拉松。我只是建议你稍微动一动，去某个地方，让身体活动起来（如果愿意的话，你也可以一边运动一边尖叫）。

现在，我知道，我明白，请相信我，尽管我也很讨厌别人建议我做任何形式的运动。通常我的回应是：“哦，走开，讨厌鬼，我不，就不，就不。”然而，令人讨厌的事实是：当我这样运动的时候，悲伤情绪的确有所缓解。

活动身体在很多方面都有益处。简单地从一个地方

① 乔戈里峰，又被称为K2峰，海拔8611米，是世界第二高峰。——译者注

走到另一个地方——比如从家里走到路边的公园——可以让我们感受生活中的变化，获得成就感。

运动也有助于释放一些悲伤。就像尖叫一样，活动我们的身体可以帮助我们排解痛苦，而不是让它困在一个地方，这样就使得某些痛楚逐渐减轻。虽然你看不到它像气体一样散发出来，那会令人感到非常不安，它只是开始流动起来了。至于科学依据嘛，请不要问我，这种方法确实行之有效。

此外，当我们四处走动时，世界向我们敞开了大门。我记得那时我因为悲伤而无法动弹，出门买些牛奶都很费劲。我不想去商店，任由冰箱里的牛奶变质。当我连这点小事都做不好时，我感到非常沮丧——悲伤会让你尝试一些奇怪的事情。我花了将近半个小时才穿上鞋，拿好购物袋，并带上钱包、钥匙和雨伞。朝着超市每迈出一步都是如此艰难，令人难以忍受。

我在超市里愤怒地走来走去，到处找牛奶，他们这个月已经是第36次更换乳制品区了——至少我感觉是这样。我终于买到了牛奶，沿着海滨回家。我慢慢地走着，海浪拍击着海滩，发出可爱的嗖嗖声和咔嗒声，又拖着鹅卵石退了回去。我看见孩子们在水里玩耍，尖叫着说下一波浪会把他们卷上来。再往前走，我看到一对夫妇在海滩小屋外的帆布躺椅上打着瞌睡。我看到一只狗跑向另一只狗，它们在交流之前，往往会闻闻彼此的屁股，这个物种如此热衷于这样的问候方式。除此之外，我还看到更多不同的场景——有人放风筝，有人在长凳上看书，有人在草地上做瑜伽，有人凝视着云朵，还有人和海鸥自拍。

走着走着，我开始感觉好多了。我看到其他人的生活仍然在继续，感觉到我的身体放松了些许。我吃了一个冰激凌，哭了一阵，尖叫了一声，然后就回家了。虽然我仍然伤心欲绝，但已经不像以前那么难受了。尖叫和活动都有助于减轻身体困乏的感觉。

第 28 章

讲述你的悲伤故事

我开始在博客上撰写文章。但对于如何创建一个网站，我还不太明白。大部分时间我都在喊：“什么？怎么啦？我应该做什么？用什么工具将文本嵌入哪个页面？”我咒骂过无数次，然后大发脾气，把笔记本电脑扔在地上，接着又从头开始。

我需要讲讲我的悲伤故事，需要别人来阅读我的故事，希望有人来倾听，并做出回应。我需要人们了解我的遭遇，感受生活在接二连三的悲痛中是什么感觉。当悲伤像一个 7 英尺高的摔跤手，把你一次又一次重重地摔在地板上，那种感觉是什么样的？我想让人们知道我失去了谁，我因为失去他们而发生了什么。

当我开始写作的那一刻，我的眼泪夺眶而出，我的手指僵硬地停在键盘上。也许这不是个好主意。我甚至没办法继续写下去，更别说将它呈现给外界阅读了。于是我休息一会儿，泡杯咖啡，喝口酸奶，把餐具放进洗碗机，撸撸猫，然后又一次拿出笔记本电脑。好吧，我们再试一次。

这一次，尽管泪水滴落到我的手指上，但我还是写完了一篇博客。感觉就像我在洗衣机里旋转了几次，然后从加农炮里发射到了沙发上，最终坐在沙发上完成了它。我点下发送键，将我的故事分享给了大家。

把悲伤记录下来非常有益。我可以洞察到悲伤对我造成的真实影响，尽管困难重重，但我始终在这条蜿蜒曲折的道路上迈步向前，坚持前行。我又重新读了一遍那篇博文，尽量客观地思考，“天啊，竟有这么多人英年早逝”。这让我觉得，我还是很勇敢的，生活得不错，我还活着，这也是我希望人们看到的。我活了下来。

我在社交媒体上推广了这篇博文，决定过几天再来看看是否有任何回复，因为正如我朋友提醒我的，“网站上有很多博文，你可以登录看看”。我再次登录了，发现收到了一些评论。大家真的读过我的博文！天啊，这真令人难以置信。

有人写道：“我为你所经历的诸多痛苦感到很抱歉。”另一个人说：“我昨天失去了我的祖母，我的心都碎了。”我看到博客访问量达到 23 个，感到非常开心。真的喜出望外！有 23 个人读过我的悲伤故事，他们能理解我生命中逝去的亲人对我意味着什么。我一直数到 23，想象着每一个读过我的悲伤故事的人。我查看了访问者的地址：大部分在英国，有一个来自印度，还有几个来自美国。这让我感到被关注，感到我的悲伤被重视。我感到自己被人理解了。

我发现，在讲述我的故事时，很有必要附上我所爱之人的照片。这让他们看起来更真实、更有存在感。我希望能够向别人展示他们的音容笑貌。我希望人们能够指着照片说：“这就是他们，这就是他们的样子；这是他们在南威尔士海滩上微笑的模样；这是他们抱着刚出生几个小时的侄子时那份幸福的模样；这是他们在海德公园天鹅形踏板上留下的美好回忆。他们曾经精彩地生活过，而现在他们已经不在了，你能知道这些事真的很重要。”我想向别人展示我内心深处的悲伤，所以我需要勇敢地表达出来。

讲述你的悲伤故事对你有很大的帮助，而且有多种方式可以实现。你可以在社交媒体上回复帖子，或者自己写一篇文章。你还可以在油管网上评论那些让你想起所爱之人的音乐，或者上传一个关于悲伤话题的视频。加入互助小组并与他人分享你的故事也是个不错的选择。此外，进行一次公开演讲或撰写回忆录都是不错的方法。如果你喜欢用当代诗歌来表达悲伤故事，那就尽管去做吧。

你的故事很重要！你的悲伤需要被看到，你失去所爱之人的痛苦需要被见证、被倾听、被尊重。

第 29 章

找一个地方

有些地方是我用来纪念我所深爱之人的。这些地方可以缓解我的痛苦，让我感觉能与他们更加亲近。

我会去海边纪念我的爸爸，因为他热爱大海。

我会坐在沙滩上，眺望着他喜欢观看的海浪和船只，想起了他去世前买的那艘木制小渔船。由于出身贫寒，拥有一条小船是他的梦想。虽然他只能在生命的最后几年驾驶这条小船，但在那段短暂的时光里，他实现了自己拥有一艘海上小渔船的梦想。所以，大海是我纪念他的地方。

再见，悲伤

至于我的朋友乔丹，我会去多塞特的圣凯瑟琳教堂。它位于英格兰南部海岸，离我长大的地方不远。乔丹深深地被这个地方所吸引，他攀登到山顶，俯瞰着英吉利海峡的壮丽风光，并感受着无数游客所感受到的情感。在他去世几周后，我来到这里，把我最喜欢的诗歌系在了栏杆上，相信风会将它们带向自由。

现在，说来怪得很，我不能总去一座能俯瞰大海的14世纪小教堂，所以我得另寻他处。乔丹喜欢树，所以我可以去公园坐在树下，在那里回忆他们。顺便说一下，树木也很适合根植在对某人的记忆中，因为它们能够证明我们的改变、成长和希望。当悲伤让我们无法前行时，不妨去森林里走走、去树下坐坐。

我认识一些人，他们会去某个树林和爱人一起散步，或者去他们曾经在午餐时间吃三明治的城市公园。我的朋友每年都会去同一个地方——一个港口，她和她妈妈在那里度过了一个美妙的假期——在港口享用炸鱼和薯条，一群海鸥向她们飞扑而来，试图抢走她们手中的薯条。在这个地方，她可以感受到母亲的陪伴。

我的一个亲戚经常去花园中心纪念她的丈夫。他们曾在那里度过许多快乐时光，一起为花园挑选植物，在咖啡店享用午餐。对她来说，重要的不是在哪个花园中心，而是能够坐在长椅上静静地想着他。这个地方连接着她和丈夫之间美好而深刻的回忆。“格雷厄姆，”她会说，“你还记得我买的那棵紫萼吗？虽然你告诉我它是‘鼻涕虫’的晚餐，但你说得没错——不过12个小时紫萼就全被吃光了。”他们共同的回忆被再次分享，美好的时光、悲伤的时光，所有的点滴都在花园中心回忆起来。

当然，这个地方可能是他们的墓地，你可以在那里坐一会儿，摆放一些花，清扫墓地，或者你可以去那个撒骨灰的地方。最重要的是找到一个你认为“这是我可以与他们联系起来”的地方。大自然自有它的神奇之处，它的伟大激发了怀念和永恒。这个地方可能是一个繁忙的城市中心广场，你过去常常在那里停下来喝咖啡，看饥肠辘辘的鸽子。这个地方可能是一个酒吧，在那里你喝着鸡尾酒，喝得醉醺醺的。这个地方可能是一个大教堂，你曾在那里参加过圣诞烛光颂歌。

找到一个合适的地方就像在我们和他们之间打开了一条通道。在那里，我们可以静下心来，回忆起与他们一起经历过的点点滴滴，暂时抛开世俗纷扰，在他们身旁静享片刻宁静。这些瞬间是无比珍贵的，足以治愈心灵。

第 30 章

小心空虚感

失去亲人所带来的空虚感是最难应对的事情之一。

这种空虚感是身体上的：他们已经不在你身边了，你的生活中完全没有他们的存在。这种空虚感也是精神上的：突然间失去了他们的支持与陪伴；再也听不到他们的笑声了；突然间看不到他们曾经的样子或可能成为的样子。

我曾试图用大量无益的事情来填补所爱之人离世的悲伤带来的空虚感，这些事情最终只会伤害我，并不能让那个人起死回生。过度锻炼、成为完美主义者、成为控制狂、行为怪诞（实际上我还挺喜欢这样的）、过度节食或者暴饮暴食，这一系列操作带来的伤害列都列不完。为什么奥普拉从来没邀请过我作采访，这一直困扰着我。

我们希望有新的东西来填补逝者留下的空虚，这个感觉是可怕的，我们需要注意这个空虚真正需要用什么去填补。因为如果我们用不合适的东西去填补它，只会在我们内心深处留下永久性的伤痕。

用伤害性的东西来填补空虚的问题之一是，过了一段时间，你不仅要处理悲伤，还要处理健康问题、超支问题等。你完全是在增加痛苦，而不是有效控制痛苦。

很显然，现在绝不是随口说说“我不打算喝酒了，我想一边观看油管网上鲸伴着日本木管音乐跳舞的视频，一边进行冥想”就能轻易解决的。我们做出伤害性行为的原因之一是悲伤太过沉重，我们无法正视未来没有亲人陪伴的生活。短期内，采取这种行为并没有什么大不了的问题。用伤害性行为填补空虚似乎会带来些许帮助，而且在短期内是有效的，但从长远来看并非如此。当我们面对悲伤时，所有的短期行为实际上都是长期行为。

想象一下你是如何治疗手臂上较深的伤口的。你会往里面倒灰尘让它进一步恶化吗？还是会清洗伤口，涂抹消毒杀菌药膏，并采取所有可能的措施来促进伤口愈合呢？我们应该以同样的方式来看待悲伤。你得对自己温柔一点，你必须做一些有助于治愈的事情，而不是伤害你自己。

这些天我试着用更健康的方式来填补内心的空虚感，只是在周三喝了一杯鸡尾酒，这是纯粹药用功能的水果鸡尾酒，因此对我是有好处的，显然……

分散注意力是填补空虚的一个行之有效的工具，因为我们的大脑不能总是同时考虑两件事。请容我解释一下吧。

再见，悲伤

我要你坐下来，想象有一只企鹅。它叫克利福德（Clifford），住在南极洲的茹安维尔岛。克利福德已婚，育有三个企鹅宝宝，它的职业是泥水匠，喜欢编织。想象一下它是什么样子，它是一只大企鹅，有着可爱的橙色的喙和纯白的肚子。看看它在冰上摇摇摆摆地走着，然后腆着肚子兴高采烈地扑通一声跃进海里。

现在，在那短短的几秒内，你的脑子里只想着克利福德——那只正在织毛衣、扑腾着肚子的企鹅。你没有想到悲伤，没有想到午餐吃什么，也没有想到卷心菜的价格——最近是真的涨价了，这是怎么回事？

分散注意力让我们的大脑得到休息。就是这么简单。人类的大脑擅长做各种各样的事情，但不擅长“同时揉肚子和拍脑袋”之类的事情。这就是为什么切胡萝卜、搭乐高、玩电脑游戏、做填字游戏，是的，还有编织——这些都能很好地发挥作用，有效缓解压力。

你得尝试一下对你有用的分散注意力的方法。你可以选择一些舒缓的活动，比如编织，或者一些创造性的活动，比如诗歌。你可能想玩一些更有挑战性的东西，比如拼图或数独[①]，不过，说句公道话，编织对我来说是一个挑战，但对克利福德来说不是，因为不同的事物对我们每个人来说效果都不一样。

生活常规也能很好地帮助我们填补空虚。当所爱之人刚离世时，我们的生活通常是忙碌的——起初，我们会感到震惊；接着，我们还需要处理所有事情。通常，几个月或几年之后，当我们真正开始意识到我们失去了什么时，生活常规就变得非常重要。就像分散注意力能让我们放松一样，生活常规也能起到同样的作用。生活常规以一种有组织的方式，填满了我们的时间，让我们

① 数独：一种源自日本的逻辑益智游戏，要求在 9×9 的方格中填入数字 1~9，使得每行、每列和每个 3×3 的小方格内的数字都不重复。——译者注

明白我们做了什么，也明白我们是谁。我们常常在悲伤中开始质疑自己是谁、正在做什么。回归工作或重新开始瑜伽课程可能会令我们感到筋疲力尽，但这也非常有益。

当我感到极度悲伤时，常常会没有食欲，也不想工作，对日复一日的日常生活失去兴趣。然而，我发现坚持生活常规更有帮助，因为放弃生活常规只会加重悲伤。

在我们遭遇可怕的风暴时，日常而稳定的活动就像一个锚，它们给予我们稳定和安全，并提醒龙卷风即将来袭的日子，让我们远离潜在的危险。

我还想鼓励你用爱来填补这个空虚——这是最重要的方法。这意味着，你要花时间和你深爱的人在一起，他们也同样爱你。你要与远在澳大利亚的亲戚交谈，并把视频会议软件调成静音，开怀大笑；去看望你的表兄弟姐妹和他们的孩子，去河边野餐；和同学一起去看电影，然后喝上一两杯卡瓦酒回忆往事；你要走出去，通过兼职工作建立新的友谊；去帮助别人遛狗、参加志愿者服务或加入当地合唱团。

我们人类是社会性动物，我们需要彼此。这就是为什么悲伤如此艰难，这就是为什么我们的治愈需要彼此参与。我们需要让生者的爱围绕着我们。虽然没有治愈悲伤的特效药方，但如果有的话，来自他人的爱将是主要的成分。朋友和亲人的关怀温暖着我们，使悲伤的寒流更容易忍受。

第 31 章

想想那些同样经历过这种事的人

等一下，我要给你展示一些统计数据。不用担心，我不会使用演示文档或彩色饼状图，也不会使用选举时电视上播放的那些摇摆不定的 3D 图表。

世界上每天大约有十五万人死亡。说实话，光是这个数据就足以让我在羽绒被下面慌张不已了。假如每个人都可能认识至少二十个人，所以我们说的是（好吧，现在我要用上计算器了）每天大约有三百万人失去亲人。这仅仅是一天的数据。这还不包括前一天、前一周、前一个月、前一年、前五年、前十年失去亲人的人。

再见，悲伤

我们经常被告知“你并不孤单”，但这实际上无法真正减轻你的孤独感。

当我感到最孤独的时候，能给予我帮助的是想象世界上所有同样思念所爱之人的人们。我会想象他们得知亲人去世的消息、参加葬礼时所经历的震惊、泪水和痛苦，以及随着时间流逝他们如何继续生活。这种想法对我有帮助，让我在悲伤中不再感到孤单。

我们每个人的悲伤之旅都是独特的，痛苦在不同的时间点上起起伏伏，但我们在那可怕的悲伤中感受到了共鸣。这是我们共有的经历，让我感到欣慰的是，其他人也能理解我们在某些时刻所经历的相同痛苦。

当我走在街上时，看着周围的人们，我想到“他们可能也曾经历过悲伤”。无论是超市里的店员、花店里的好心人、理发店里总是关心你宠物的活泼女士，还是警察、捡垃圾的工人或者在咖啡店里喝热巧克力的老太太，我们都有共同点。我们之间存在一条主线——共同

第31章

想想那些同样经历过这种事的人

经历过悲伤，这条纽带将我们联系起来。他们知道那种感觉，他们知道那种凄凉——我们团结在一起。

我感到非常悲伤，我会为痛失所爱而悲伤，直到我的生命尽头。但我也知道，这是一个自然的过程。数以百万计的人与我同时经历这个过程，并且他们仍在继续前行。那些曾经悲伤过的人，带着他们的悲伤，依旧坚强地生活着，这给了我很大的安慰。

第 32 章

他们在哪里？他们在监视我吗？所有的逝者们

他们去了哪里？

他们已经不在这里了，那他们到底在哪里？他们根本不存在了吗？他们在别的地方吗？他们现在是天空中的云朵或粒子的一部分吗？他们被泥土吸收，并在当地的公园里以植物的形式出现了吗？或者他们在另一个世界快乐地与歌星“猫王”埃尔维斯（Elvis）和玛丽莲·梦露玩《大富翁》游戏吗？他们是在牌局上被维多利亚女王打败了，还是在向林肯总统学习织锦？如你所见，我花了很多时间思考这种问题。

再见，悲伤

你可能认为人死后会发生某些事情，但这并不一定能减轻悲伤的过程。

我的岳母去世时，我强烈地感觉到她的声音在告诉我，要好好照顾我的丈夫。我听到她说："请你照顾好帕特里克。"我的祖母去世前，我们之间的关系并不太好。她对我跟一个男人结婚相当不满，当我书面邀请她参加我的婚礼时，收到了一封回信，解释了她为什么反对我们在一起。但是后来她去世了，在几天后的一个早晨，当我醒来时，一幅画面浮现在我的脑海里，她笑容满面，满脸的爱和歉意。从那以后，我对她的怨恨消失了，因为我知道她很抱歉，知道她可以接受，知道她爱我。

我的同学在去世前已经病了很长一段时间了。在她去世几天后，我眼前浮现出一幅画面，画面中的她无比快乐，充满乐趣，笑容可掬，并开着玩笑。最重要的是，她在庆祝终于可以从生病的身体中解脱出来了，她曾经以黑色幽默和勇敢忍受了长时间的病痛。

当我听到大学朋友去世的消息时，我半夜突然醒来，仿佛看到 / 觉得 / 感觉到她坐在卧室的沙发上（我不确定具体用哪个词）。天知道她为什么选择了那张不太舒适的沙发，但她向来不喜欢简单的选择。或许在这种情况下，她坐在我床边的那把安乐椅上可能会更加舒适。她就在那里，看起来还不错，但她没有说话，只是静静地坐在那看着我。她刚才来看过我了。

现在，有些人可能会争辩说，我的大脑创造这些幻象是因为我处于悲伤状态；而有些人则认为他们要进入“另一个世界”，无论那个地方是什么样子。然而，我非常确信那不是谢佩岛。我所知道的是，这些画面让我感到安慰。

如果你知道这一切意味着什么，可以发封邮件给我解释一下吗？

你可能会担心你还在被已经离世的爱人监视着，他们看到你没有掸咖啡桌上的灰尘，或者他们看到你还穿着那件你承诺要回收的满是洞的 T 恤，或者看到你每个月都不清理垃圾箱，或者这周已经第五次吃奶酪吐司当晚餐。这可能是一种奇怪的、令人不安的感觉，有时也可能是一种非常舒服的感觉。

我相信，如果死后存在某种形式的生命，他们不会像个唠叨的老师一样盯着你说:“我已经告诉过你多少次了，你必须轻柔地手洗所有的针织衫！看看你那件淡紫色的开衫，被你洗成什么样子啦！”他们有更重要的事情要做，他们不会随意评头论足或七嘴八舌。

我想要表达的是，这些事情会自然地浮现在你脑海中，并且引发出你自己的感受。你会想象你所爱之人在哪里，或者他们目前身处何方，这有助于安抚你并给予你一些慰藉。你可以怀疑，也可以改变主意，但无论是否有特定信仰，想象已逝之人所在都非常重要。试着构建一个关于他们所在位置、与他们之间如何联系的框架，并继续向前迈进。

对我来说，悲伤就像一分为二的铁轨。你朝一个方向走，而那个人朝另一个方向走——即使你看不见他们去了哪里，你们仍然是相通的，就像铁轨一样，我认为这种相通就是爱。我认为这才是人们继续活下去的动力。

第 33 章

切记，新鞋会磨脚

我真的很讨厌买鞋。

有一次我去了巴黎，不巧我的运动鞋破了一个洞，于是我和丈夫在附近逛了几家便宜的鞋店，希望能找到一双新的。这正是你在巴黎想要做的事情，对吗？忘掉卢浮宫、埃菲尔铁塔吧，也忘掉在塞纳河边野餐，拿着一根超大的法棍面包和臭到足以让路过的人低头的布里干酪吧，在这座浪漫的城市，逛一逛脏兮兮的商店绝对是一件值得做的事。这些商店出售四双橙色塑料凉鞋，售价八欧元。

我伴侣有些不开心，因为他一整天都没去巴黎的任何一家咖啡店、艺术画廊和书店。他不得不与我争辩说："嗯……也许这些地方并不适合我们。"五点半左右，我勉强同意买了一双蓝色的鞋子。

但是，穿了几分钟之后，我的双脚就开始疼痛。我想，穿这双鞋我的脚会一直疼的，现在我可能要在巴黎圣母院里一瘸一拐地走来走去了，我会尽量不去模仿那里最著名的敲钟人卡西莫多。几天后（不可否认，当我们回到家的时候），我的脚终于屈服了，鞋子也不磨脚了，脚也不疼了，一切都好了。

现在，不要害怕。我绝对不会告诉你，应对悲伤就像适应新鞋一样。是这样就好了，不是吗？疼痛几天就好了。我之所以觉得这个故事很有帮助，是因为它像许多故事一样提醒我们，当我们认为悲伤的痛苦是永久的时候，实际上它总是在变化中。无论我们处于悲伤的什么阶段，都需要坚信改变、坚信调整。我们需要满怀希望才能继续活下去。

第33章

切记，新鞋会磨脚

我从未想过我会适应自己是同性恋，但是我成功地接受了；我从未想过我会适应秃顶，然而现在我已经习以为常了。当我第一次离开家时，对于我的乡愁，我曾毫无准备，但如今我已经能够处理得很好。关于挤压瓶中的马麦酱……嗯，我没有预料到这个情况。总之，有很多事情发生在意料之外。我的意思是，在面对所有美好和纯洁的东西时也会存在憎恶感。嗯……或许这并不是一个最佳例子。

你明白我的意思就行，这不仅仅是关于酵母味素。回忆起那些我们认为自己永远无法适应的事情会有所帮助，因为它提醒我们，当时，我们认为痛苦永远不会改变，其实不然。也许这是一段破裂的关系，你认为你永远恢复不了；或者在新工作的最初几周，你确信自己做出了错误的决定，因为周围的每个人都看起来很粗鲁，你每天都泪流满面地开车回家；或者在你感染流感并持续了三周后，你甚至连往吐司上涂抹一些马麦酱的力气都没有。

由于我的记忆力不太好，我习惯于将所有事情都列成清单。我的朋友汉娜记忆力超强，她可以在电视上一边看戏剧，一边指认出那个在这部戏中仅仅出现了三秒的第三个仆人的扮演者，说："哦，是他，我们在2014年在伦敦环球剧院看到过他，他在《安东尼和克莉奥帕特拉》（*Anthony and Cleopatra*）[①]中扮演塞克斯特斯·庞贝（Sextus Pompey）。后来我们还看到他在一个酒吧里，戴着一顶很酷的红帽子，喝着雪莉酒。"我不记得看过这部戏，不记得演塞克斯图斯·庞贝的演员，也不记得一开始有一个叫塞克斯特斯·庞贝的角色（听起来就像朴次茅斯的放荡活动），更不记得我们后来在酒吧里看到过他。所以，我必须记录我认为悲伤会永远持续下去，但事实并非如此的时刻；痛苦已经减轻了，

① 《安东尼与克莉奥佩特拉》是莎士比亚于1607年左右创作的罗马悲剧，它改编自古罗马历史学家、传记作家普鲁塔克的《希腊罗马名人传》。——译者注

我也逐渐适应了。

* 当我感染了 ME（Myalgic Encephalomyelitis，肌痛性脑脊髓炎）且病症持续多年，我以为永远不会痊愈的时候。
* 当我在爱丁堡旅游时，我出现食物中毒症状，难受了很长一段日子，我当时还想我应该买酒店的股票，以及我可能不得不永远都待在那里的时候。
* 当我被解雇，恰好这份工作当时对我来说非常有意义，同事们也非常友善的时候。
* 当我抑郁发作，我以为我会永远抑郁下去的。
* 当我扭伤了脚踝，两个月都不能正常走路的时候。
* 当我恐慌发作，感觉我的心脏要爆炸，它跳得太快的时候。
* 当巴黎的鞋子弄痛了我的脚的时候。

再见，悲伤

我们需要铭记这些经历，记住当时感觉事情永远不会改变。当我悲伤难抑时，我的清单就像拐杖一样支撑着我，并给予我希望。对生活永葆希望，是至关重要的。

第 34 章

该死的接受

我穿着绿色的人字拖，在利物浦一条繁忙的大街上狂奔。

我在追赶一个像是我朋友安迪的人。我大喊："安迪，安迪！快回来了，是我。安迪！"我挥舞着手臂，吹着口哨。人们盯着我看，好像我长出了绿色的触角和一条毛茸茸的尾巴似的。

我跑过商店、餐馆和酒吧，就像我在奥运会上参加 400 米比赛一样，就像身后有一条喷火的龙在追赶我一样，我跑得飞快。我上气不接下气地追上了他，拍了拍他的肩膀，喘着粗气说："安迪，我在叫你，你没听见吗？"男人转过身来，有点困惑，还有点害怕，这是完全可以理解的。

他的确不是我的朋友安迪（安迪已经去世了），这一点再清楚不过了。我瞬间醒悟过来，喃喃道："对不起，对不起，……我认错人了。我真的很抱歉。"我只好让那个男人离去，只见他迅速冲进了面包店，但我真的不能责怪他。我很想说："哦，糟糕，你要是安迪就好了。"

当我们悲伤时，大脑会捉弄我们。

你有很长一段时间不能接受你所爱之人已经去世的事实，这是完全正常的。事实上，我甚至会说，经历这些很重要，因为这是一种冲击，而我们应该体验这种冲击。当我们经历较大的创伤时，震惊是我们的身体和心灵对如此可怕之事做出的适当反应。

接受的意思不是对他们的死亡毫不在意，接受不是对死亡不屑一顾，脸上带着一种“没什么大不了的啦”的表情说：“哦，好吧，这些事情已经发生了。好了，今晚要吃的土豆你削皮了吗？”接受是一个循序渐进的过程。你不能只是宣称“我接受”，然后就去玩查茨沃斯庄园[①]的3000块拼图。

应对悲伤最难的一件事是，没有一颗神奇的药丸可以让你立刻摆脱痛苦，从此万事大吉。当这个人刚刚离世不久，我们感觉无法接受，部分原因在于他们曾活生生地生活在你周围，现在却消失不见了——这种巨大的差距，让我们难以接受这个事实。

① 查茨沃斯庄园，又称达西庄园，是英国的一处庄园，位于英格兰德比郡。自1549年以来，查茨沃斯庄园就是德比郡公爵的庄园。查兹沃斯庄园位于德文特河的东岸。建于连绵的绿地之中，建筑内则收藏有众多珍贵的绘画、家具、17世纪之前欧洲画家的绘画、新古典主义雕塑、书籍和其他文物。查茨沃斯庄园多次被选为英国最受欢迎的庄园之一。——译者注

再见，悲伤

你需要一些时间来接受这个事实，这是很正常的。明白吗？每次我爱的人去世时，我都会慢慢地、小心翼翼地做这件事：我告诉自己否认这个事实会伴随我一段时间，承认这一点很有帮助。这样，我就不会因为感到震惊而责备自己，也不会因为穿着绿色的人字拖在路上狂奔而责备自己。

接受就像水缓慢的渗透过程一样，需要时间。当我确定我已经接受了岳母的死亡时，就是我可以从我的手机中删除她的联系方式的时候了。她走了，我会一直感到非常难过。我希望她还坐在这里，和我们谈论她最喜欢的书，听她回忆自己在伦敦的少年时光：时刻需要躲避炸弹袭击，但还是会去参加派对，而不是终日躲在防空洞里。我从手机上删除她的详细信息真的很难，但这并没有阻止我对她的爱和怀念，我只是接受了这个事实——她已经离开了。

在寄给家人和朋友的圣诞贺卡上，我没有再写上她的名字，这时，我才接受了她去世的事实。我在卡片的左手边写着我记得她（我仍然希望她的名字出现在卡片上的某个地方），但由于后来每年都不写她的名字，我逐渐接受了她已经不在的事实。

接受是一个人在面对失去所爱之人时必须经历的过程，它承载着无尽的痛苦和悲伤。当我们开始接受现实，并且学会活在当下时，我们也能够更加珍惜身边依然存在的亲人和朋友。然而，接受并非一蹴而就的事情。它不同于竞赛或者比拼，不能被强迫或者仓促完成。承认他们已经离开这个世界总是让我们感到困难和沉重。但同时，正是通过承认他们已经离开了我们，在日常生活中保持对他们的真挚怀念，并将其转化为力量源泉，我们才能继续前行。

第 35 章

有点创造力

做有创造性的事情，不仅是一种发泄痛苦的出口，更是一种积极应对内心折磨的方式。我们每个人都会面临各种挑战和困扰，而且往往无法通过逃避。然而，当我们投入创造性的活动中时，我们可以将注意力从痛苦和纷乱中转移出来。

不管你做了什么样的创造性的事情来宣泄痛苦、悲伤、孤独、空虚和恶心，重要的都是勇于行动，只有通过积极行动才能真正摆脱负面情绪所带来的束缚。

我曾经参加了一个肥皂雕塑课，地点在赫布里底

再见，悲伤

群岛[①]的一座小岛上。不知道为什么，那天我感到有些沮丧。虽然听起来很奇怪，但我喜欢将肥皂雕刻成一朵花。至少在我的想象中，它应该是一朵花——可当我妹妹看了一眼后说："哦，多可爱啊！是河马吗？"于是我失落地把它扔到地板上，从此它既不像花也不像河马。

我用小刀削去肥皂，感觉就像割掉我的痛苦一样。我会在上面雕出深深的凹槽，切掉了不必要的部分，创造出新的东西——我享受着扔掉不需要的东西的快乐。这个过程可能有些分散注意力，但挖掘和丢弃这两种行为，却对我非常有帮助。

---

① 赫布里底群岛，英国属岛，位于大不列颠岛西北岸外大西洋中。赫布里底群岛又被分成两部分——东部的内赫布里底群岛和西部的外赫布里底群岛——它们被称为明奇和小明奇的海峡分开。外赫布里底群岛作为西部群岛理事会管理，北部的内赫布里底群岛位于高地议会区域内，南部的内赫布里底群岛是阿盖尔和布特议会区域的一部分。——译者注

第35章

有点创造力

我的朋友离去后，我开始写诗。那是我大学的最后一年，葬礼结束后我就回家了，我想休息一下。我坐在床上哭泣，写下了三首诗。我也不知道它们是从何而来的，自那时起我就再也无法写出任何诗来了。然而，在那个瞬间，这成为我的悲伤情感的正确释放方式。这对我有很大帮助。当时我的创作灵感充沛，思绪如泉涌。

我最近还花了一些时间做陶器。虽然底部有洞的花瓶可能没有什么实用价值或商业价值，但是我喜欢把陶土重重地摔下来的感觉。这种感觉真是太棒了！而且，更加细致地塑造陶土造型也让我很享受。我喜欢这种分散注意力的方式，我喜欢这些精雕细琢的东西，并且享受用大块陶土捏出作品的过程。

或许你也可以尝试写日记。如果有时候写不下去，就每天记录一个字或者一个想法，或者在纸上随意涂鸦。你可以用笔在纸上宣泄自己的愤怒，画出漩涡和曲线，直到笔墨耗尽。也许你会想要给自己或已故的所爱之人写一封信。有时候书写是处理无法言说之事、弥补未来得及道歉之遗憾、表达思念之情的一种方式。

拙劣的诗歌、拙劣的陶器、拙劣的肥皂雕刻——当面对悲伤时，没有一件作品是真正糟糕的、没有价值的。试着不要去关注你做了什么或者评判它看起来是什么样子（不像我亲爱的妹妹那样），而是专注于你做这件事时的感受，以及最后你感觉好些了没有。记住："我们注重的是过程而不是结果。"你不是美国国家航空航天局（NASA）的太空工程师，结果并不是那么重要。如果你折出来的坎特伯雷大教堂模型看起来像公交车站，也没有什么关系，只要它能缓解悲伤就好了。

尝试新事物吧！如果你不擅长画画，可以试着唱歌；如果你用钩针编织不出美丽的图案，那就去冷水中游泳。要勇于尝试，当发现某些活动并不适合自己时也无须过分担心。只要持之以恒地探索、实践，总会找到

第35章

有点创造力

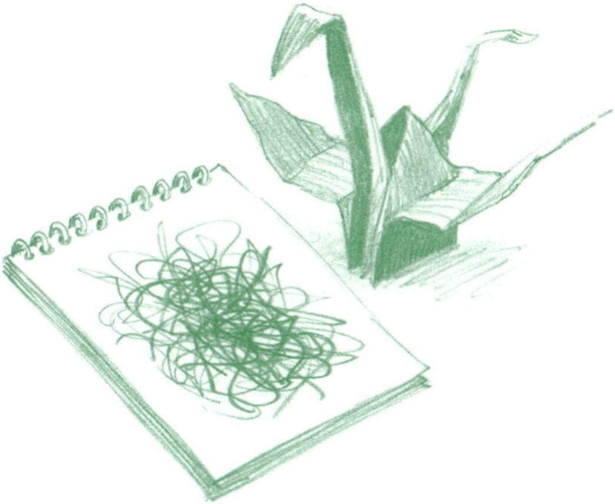

最适合自己的方式来宣泄内心的悲伤。这里只是提供了一些多样化的活动示例，帮助你寻找属于自己的兴趣爱好。

第 36 章

我本应该……

周日，我在酒吧吃午饭，突然收到一条短信。我的朋友去世了。我的朋友病了这么久，还是走了。我心里很不是滋味。我为他终于能从痛苦中解脱而感到宽慰，但同时我也感到非常内疚。

我应该做得更多。我应该多去探望他，多打电话，多发邮件，我应该多送点巧克力棒和多发点愚蠢的油管网视频给他。我本应该做个好朋友的。我盯着我的烤坚果，胃口也没了，我的朋友们还在开玩笑地要偷吃彼此盘中的烤土豆，而我却在想，“我本来应该为这个朋友做得更多的”。

我正在工作，却突然听说我的另一个朋友去世了。我们闹翻是因为我想保护她，不让她受到约会对象的伤害，但这真的不关我的事，她开心就好。我当时太小气、太愚蠢了，只顾自己的想法，没把这件事情的主体对象理清楚，现在我被内疚折磨着。她死了，而我却没办法跟她道歉说：“对不起，我是个白痴，一个真正的大白痴，世界上最大的白痴。求你了，让我们言归于好吧。”震惊、痛苦、难以置信、恶心和恐慌席卷了我，但我也感到非常内疚。我没有让我们的关系在她生前得到修复。在她去世前，我无法释怀，而现在我更无法释怀了。我们吵了一架，而她就这么走了，我又怎么能原谅自己呢？

内疚是失去所爱之人时不可避免的一部分。特别是当有人结束自己的生命或被他人夺走生命时，这种感觉更加强烈。我们与对方有很多话没有说完或多年未见，也可能会有这种强烈的内疚感。有时候，我们会自责："我本应该……"有时候，我们会想起那些没有说出口的话而久久不能释怀；甚至在他们已经离开世界之后，关系仍然没有得到修复。

人际关系是非常复杂的，因此，与已故亲友之间的关系也同样错综复杂。环境对我们产生了深远影响。即使有人去世了，也不能消除之前存在的痕迹，更不能消除你们再也不能互相理解与支持的隔阂；或者改变你不能去看望他们的事实，因为那天实际情况是，你的汽车在 M62 高速路上抛锚了，你当时不得不和车一起被拖回家。

当我们得知某人即将离世时，有时会采取措施告别。即便如此，我们仍然觉得事情没有得到解决——无法表达爱意。对于突如其来的死亡，我们没有时间说再见，只能留下假设："如果我给他们打了电话呢？""如果我没让他们来取东西呢？""如果我问过他们是否感到不舒服呢？”“要是我当时在那儿呢？”

每当我为死去的亲人感到内疚时，我就会想起玛雅·安杰洛（Maya Angelou）说过的关于原谅自己的话：

“我做了我知道怎么做的事。
现在我懂得多了，就做得更好了。”

这句话的关键在于“我做了我知道怎么做的事”。

我们必须看到整个关系，而不仅是我们感到内疚的部分。我们需要记住那些美好的时光，记住那些分享的快乐。我会平衡“我本来应该”和“但是我做了”之间的关系。我的大学朋友去世了，我想起我开车带她出去看星星，想起我给她的文章写的精彩评论，想起我们在纽约分享一大堆煎饼和枫糖浆，想起她第一次来英国时我留她住宿——我一直想做一个真正关心她的朋友。

这些年来，我的内疚感减轻了。但我也逐渐明白，就像悲伤本身一样，内疚感并不是一种会消失的情绪，而是需要我们去面对和处理的。在这个过程中，我学会了原谅自己，并且珍视我们之间那份纯粹、美好的关系。每当想起他们时，我的内心依旧充满着感激和敬意，或许有时候还会有些遗憾和伤感，但这都无法掩盖我们之间深厚的情感纽带。我们对他们的爱总是会超越内疚。

第37章

如释重负

你会发现悲伤是一阵阵涌上心头的感觉，有些日子比其他日子好，有些时刻比其他时刻更美好，甚至有些瞬间也比其他瞬间更美好。

悲伤是人类共同的情感体验，每个人都会在生命中经历失去亲人的痛苦。悲伤的高峰期是一段巨大、难以忍受的情感痛苦，这种痛苦可能持续数天、数周或者更长时间。有些人可能会觉得，在所爱之人刚刚去世时最为难受，因为此时他们还没有适应失去所爱之人带来的变化和空虚感。而对于其他人，则可能需要几年甚至几十年才会达到悲伤的高峰期。

当悲伤袭来时，你会感到非常难过，有时甚至无法看到任何解脱的希望。你很难想象缓解痛苦的可能性，因为我们对于疼痛、创伤和可怕的感觉比其他事情更加强烈——这是一种原始的保护机制（这是个科学术语），它让我们知道下次要避免类似经历。

我们需要克服一切，包括在感到放松时记录下来，这样我们才能更好地回顾自己的成长历程；当我们遭遇挫折和困难时，当你最悲伤的时候，也要记住那些让我们感觉良好的瞬间，并等待悲伤达到顶峰然后再次下降，并且相信悲伤只是暂时的，它会过去的。每周我都会回顾有多少令人如释重负的时刻。

在面对悲伤的时刻，我们往往会感到无助和沮丧。但是，如果我们能够记录下自己微笑或大笑的瞬间，那么，这些美好的回忆将成为我们战胜悲伤的力量。即使只有一丝微笑（无论多么短暂、多么可怜），也可以让我们感受到幸福和温暖。因此，在经历挫折和困难时，不要放弃寻找生活中的小确幸，并用它们来掌控自己的幸福。

我这样做不是为了强迫自己解脱出来，不是为了强颜欢笑，不是为了告诉自己我应该感觉好一点，只是为了记录那些不那么糟糕的事情，这样我就能自己看到现实。此外，这不是一场比赛。目前的生活已经够受的了，是吧？恐怕你记录的次数是没有奖励的。所以，请别给我写信索要华丽的绶带和胜利者的银色盾牌。

这正是确凿不移的证据，简洁明快。若你没有记录，便无法窥见其真相。倘若真相被遮蔽，那么希望也将难以觅得，而悲伤亦会变得难以驾驭。

我记得在一个朋友的葬礼上，我的眼泪像溪流一样，无法控制地顺着我的脸颊流下来。后来，我竭力向他的一个儿子笑了笑。然后我看着他的照片，我又哭了。然后我一个人坐了一会儿，想起他给我讲的一个笑话，我暗自笑了。之后想起上次见到他的情景，我不禁热泪盈眶。然后，当我上车去守护灵柩的时候，路的前方出现了一则惹人发笑的广告，让我笑得很不合时宜。到那天结束时，我已经有了八个轻松的时刻。

当我们看到悲伤缓解的具体证据时，我们就能更好地继续生活。这是因为在面对困难和挫折时，人们往往会感到沮丧和失望。然而，一旦我们看到悲伤开始减轻的迹象，比如一个人笑了起来，重新找回了生活的乐趣，这些都可以成为我们坚持下去的动力。

当我想起很久以前就已逝去的所爱之人时，我仍会默数自己经历了多少次如释重负的时刻。在难过的情况下，最重要的是，在不否认悲伤的情况下，寻找轻松和宁静。

前段时间，我因为几年前去世的岳母而“悲伤发作”。我在工作的时候，遇到了一个很像她的女人，她们简直就是姐妹俩。她们长得很像，但最主要的是她们的举止、她们的笑声、她们的善良、她们眼中的光芒，简直一模一样，这些都让我非常想念她。我在员工厕所里泪流满面，出来的时候看起来就像一只被花园水管喷了水的秃鹰。在接下来的几个小时里，我任由眼泪流了下来，但也观察并记录了收起眼泪的时刻：我努力微笑，看着两只鸽子在屋顶上调情；看着一个花店员工跑到街上，递给顾客（他们走时忘记拿走的）一束玫瑰花。同时，当悲伤真的很严重的时候，我注意到，记录下那些不那么糟糕的时刻真的很重要。

第 38 章

你值得拥有（不仅仅是你的头发）

我的头发不多，但我知道如果我有足够多的头发，那就值得用一款像样的洗发水。对待头发，我们应该选择合适的洗发水来滋养它们。同样，在面对悲伤时，我们也应该给予你支持——你值得支持、值得体面的支持、值得满怀热情的支持、值得深切同情的支持。无论何时何地遭遇挫折或陷入低谷，请坚信自己配得上最好、最优质的支持与关怀。

如果你刚刚在脑子里说“不，你指的不是我”，那么我恐怕会说“不，说的就是你”，而且我说得更大声，所以我赢了——就这样。说真的，不管你经历了什么样的丧亲之痛，你都应该得到一些支持。

想象一下，你最好的朋友刚刚失去所爱之人。你会给他们什么建议？我想这可能包括建议他们寻求一些支持。恕我直言，你和你的朋友没什么不同。得到支持并不可耻——力量和谦卑让我们承认我们需要一些帮助。面对难以忍受的悲伤，“坚忍”和“坚强”对我们毫无帮助。你可以脆弱，你可以敞开心扉面对痛苦，你可以诚实面对与悲伤的斗争，这些都能帮助我们应对悲伤并让我们最终继续好好生活下去——我并不是试图让你摆脱悲伤，而是在一个更为舒适的空间里，与悲伤并肩而行。

帮助有很多形式，但与人交谈通常是最有帮助的。你可以和失去了丈夫和孩子的格温阿姨谈谈，她知道什么是悲伤；你也可以和心理咨询师谈谈。我的建议是，找格温阿姨或心理咨询师谈谈。

第38章

你值得拥有（不仅仅是你的头发）

找一位专门帮助人们应对悲伤的心理咨询师有很多好处，很多丧亲慈善机构都提供免费咨询。应对创伤的心理咨询师很可能自己也经历过悲伤，所以当你说“我非常难过，我把我去世的妻子的手帕都剪成了碎片，喂给了隔壁的兔子”，他马上明白了，但不会说：“你做了什么？我知道兔子什么都吃，但你不觉得这有点过分了吗？好吧，的确有点过了，我要打电话给兔子保护协会。请你这个房间，等着进监狱吧。”

他会给出一个熟练但中立的建议。他不会打断你去谈论他自己的烦恼，这就给你留下了独自倾诉的空间。一开始你可能会感觉有点奇怪，因为他对你的了解比你对他的了解要多，并且这种交流方式与正常对话不同。在正常谈话中，你们会轮流谈论你们俩的情况。但这也是它有效的原因之一，因为设置的条件是为了帮助你应对悲伤，而不是让他说：“老实说，你认为你有心理问题，但我的兔子刚刚把某人的手帕吐了一地。”这种谈话之所以有效，是因为它是专门留给你的，是专属于你的时间，这是珍贵而重要的。

一些小建议：在与心理咨询师交谈时，有几件事需要记住。首先，你应该感到舒适，并且能够毫无保留地敞开心扉。如果你觉得不舒服，可以要求更换咨询师。如果在一次咨询后发现他们不适合你，完全可以要求换一位心理咨询师。重要的是找到一个你信任的人。作为一名前心理咨询师，我可以明确地说，我们不会因为别人对服务感到不满而生气。所以“合适”非常重要，在选择付费服务时尤其如此。

询问他的专业资质，确保他在合适的专业机构注册过，并且得到机构的支持和监督，同时也要确认他具备一定经验。如果他是学生，核查是否有课程导师对其进行定期监督和支持。询问他所使用的咨询理论类型，并请求他以清晰明了的方式解释，同时自己也可以做些研究来确定哪种类型可能更适合你。

第38章

你值得拥有（不仅仅是你的头发）

要知道，一开始谈论你的悲伤时，你可能会感觉更加痛苦——这是非常正常的。随着时间的推移，你会逐渐感到轻松一些。不需要急于寻求心理咨询。事实上，我认为最好不要立即去找专业人士倾诉，因为刚开始时，我们通常不愿意在陌生人面前敞开心扉。我们通常只是想和身边的人谈谈，毕竟，他们也认识我们离世的亲人。起初，一想到你要向刚认识的人敞开心扉，可能会让你感到疲惫不堪，但几年后，你会发现这完全可行。你需要时间与朋友和家人在一起，适应所爱之人离世带来的震惊，并希望休养片刻，分散注意力。当一段时间过去后，即时的混乱感消退之后，进行心理咨询是最好的选择。

当你失去所爱之人时，你就加入了千千万万悲伤之人的行列。这是世界上规模最大的社群，拥有最不愿意加入的成员。

就我个人而言，我觉得当你加入这个社群时，你应该得到一枚金牌，一只拉布拉多小狗和一辈子的软糖供应，但遗憾的是，这些都不是我能决定的。至少现在还不能，等我接管这个社群的时候，我保证这将是我清单上的第一项要务。我们所能做的就是充分利用在社群的时间，从其他已经在社群待了一段时间的成员那里收获所有的理解、同情和支持。

从其他人那里听到我们正在经历的事情是非常有帮助的，也能为我们提供支持。我们需要得到别人的认可。我们需要倾听他们是如何继续生活下去的，他们是如何应对离别的悲伤的，他们是如何一步一步走下去的；他们在一年之后、二十年之后、五十年之后，感受有何不同。

最重要的是，与他人联系，这一行为表明你在前行，证明你有可能继续走下去，无论前路上有多少坑洼。也许，从与你有同样悲伤经历的人那里寻求支持，对你来说真的很重要。在每一种类型的悲伤中，通常都需要分享具体的感受，“我也是，我也经历过，谢天谢地，终于有人能理解”，这种共鸣非常有益。

当然，也有很多悲伤支持小组，成员们可能会在线上或线下见面。去看看他们是什么样的人吧，去参加几次活动，看看是否适合你。一个小组的好处是可以从其他人那里学习并得到支持，但同时你倾诉的时间就会更少了。这对你来说可能很有效果，但也可能你更需要一对一的形式来更自由地进行交流。

在社交媒体上，悲伤小组和“# 悲伤”标签都能提供很好的帮助。通过阅读他人的悲伤回忆录，你可以更深入地了解一个人经历悲伤时所走过的路程，这会让你感到宽慰。

此外，在网上也有一些专门针对悲伤话题的论坛。虽然这些论坛并不总是由经过资格认证的咨询师来管理，但通常都由那些经历过同样痛苦、拥有丰富经验的人来管理，因此非常有用。当然，在参与时要擦亮眼睛，保持警觉，如果遇到任何不适合自己或刺痛自己心灵的建议或评论，一定要及时撤退。

寻找悲伤社群是一个需要多次尝试的过程。在不同的时间，我们需要不同的支持组织。一开始我参加过一个互助小组，这对我非常有帮助，因为我需要一群人来倾听我的故事并理解我的感受。随后我发现自己更需要一对一的支持，我需要和我一样失去所爱之人的人谈谈，这样，我就可以更详细地阐述我的悲伤及其影响，从而获得更多的共鸣和支持。

请记住：你值得支持。你值得支持。你值得支持。

第 39 章

和艾玛说说

艾玛是我虚构出来的好朋友，她总能在我悲伤时给予我关怀。我们都需要这样一个朋友，不是吗？如果你还没有，那么让我们一起来创造一个吧。

艾玛告诉我如何在悲伤时照顾自己，因为有时候我不太会关心自己。虽然我能听从艾玛的建议，但无法聆听自己内心的声音。也许这听起来很奇怪，但悲伤是一种奇妙而复杂的情感，所以我们需要参与一些看起来有点奇怪但实际上十分有效的活动。

有时，我觉得自己需要合理饮食、多出去散散步，或者在悲伤时给别人打电话聊聊；而有时，我又会觉得这些事情对我来说并不重要，或者觉得对我不会有什么帮助。但是每次和艾玛交流后，她总能鼓励我去做正确的事情，而我也会听她的话。虽然听起来可能有点夸张了，但她的话确实非常有帮助。

艾玛将同情心、常识和一丝严格完美地结合在一起，因此我会按照她的建议去行动。艾玛是我的一部分，她知道我应该做什么，但需要一个充满爱意的提醒来激励我迅速采取行动。艾玛会关注那些我自己难以照顾到的方面。

以下是我和艾玛的对话：

我： 我不知道该怎么办，我只是感觉很低落，很难过。

艾玛： 如果你能做某件事情，你最想做什么？

我： 我不知道，我可能想和别人谈谈。

第39章

和艾玛说说

艾玛：那你为什么不找人谈谈？

我：他们不会听我说的。

艾玛：你怎么知道？

我：我……我不知道，我只是觉得他们不会愿意听的。

艾玛：听起来你并没有很多证据。

我：是的，没有。

艾玛：你会给谁打电话？

我：也许，杰夫吧。

艾玛：你觉得他会听吗？

我：我以前向他倾诉过。不过我不想麻烦他，他真的很忙。

艾玛：你为什么觉得你会麻烦到他？你以前倾听过他的故事吗？

我：听过。

艾玛：那他为什么会不愿意听你倾诉呢？

我：我不知道。

艾玛：我想他会很乐意倾听的。

我：嗯，也许吧。

艾玛：那就给他打个电话吧？

我：好的。

艾玛：太好了！

（沉默）

我：我讨厌你，你每次都能切中要害。

艾玛：我知道。我知道。

我和艾玛有过无数次这样的对话。这种对话挑战我脑海中关于悲伤的所有假设和废话，让我不得不面对自己内心深处的挣扎和冲突。我知道做这些事情对我有帮助，但我就是不想行动，我好像听到我大脑的另一部分在说："待在家里，在床上躺着吧，躲在羽绒被下面，看看黑猫警长的电视剧，吃点贝果[①]吧。”

正如我在引言中提到的，应对悲伤是一个积极的过程。我们需要采取一些积极的措施，使悲伤更容易应对。当我们停滞不前时，悲伤就会在我们内心深处扎根，并影响我们的日常生活。而艾玛可以帮助我们摆脱停滞状态，让我们更好地应对悲伤。

我们通常对大多数事情都抱有两种想法，能同时看到这两种想法会很有帮助。通常来说，我们知道自己需要做什么，但难的是立即采取行动——艾玛在这方面真的能够提供帮助。她挑战了我们头脑中所有的假设、判断、自卑和质疑。她完美的回答，既是基于事实证据，也是基于对我们自身情况的同理心，非常实用。

① 贝果：用酵母发酵的面团做成的圆圈饼。——编者注

第 40 章

拥抱希望，拥抱自己

悲伤会改变我们，它让我们重新审视自己的人生价值观，并做出不同的选择。虽然它给我们提供了不同的生活视角，但也可能对我们精神造成伤害，让我们感觉人生已经毫无希望。

希望越渺小，你就越会觉得悲伤无法控制，只能任其蔓延。我们很容易感到人生没有意义，因为没有你所爱之人，生活哪还有什么意义可言——面对丧失所爱之人这巨大的创伤，这种反应是完全正常的、可以理解的，所以我们需要尽可能多地去寻找希望。

悲伤也能立即让我们意识到生命的脆弱，因此我们需要寻找希望和快乐来平衡这一点。

为了应对这种深刻的变化，我们需要牢记自己的身份，并且不断寻找生活中有意义的事情来支撑自己。同时，我们也要与充满希望的世界联系在一起。

这可能需要花些时间，因为悲伤会抹去我们对所有这些事情的感知。当如此创伤性的事情发生时，其他一切都变得微不足道了。回收垃圾有什么意义？它永远不会改变他们已经离世的事实。为什么要熨衣服或清理排水沟里的落叶？谁会在乎你是不是每天都吃了五种果蔬呢？你可能会说："生活没有意义，我真的很讨厌钩针编织。"

当我所爱之人去世时，我首先会列出我喜欢的事物。我不会从我自身开始，因为我通常会讨厌自己一阵子。如果你有这种感觉，完全是正常的。我的清单是这样的。我喜欢：

第40章
拥抱希望，拥抱自己

百香果酸奶

樱桃酸奶

书

阅读

还是书

去看戏

根据阿加莎·克里斯蒂小说改编的影视剧

大海

奶酪

鸡尾酒

日落

去欧洲城市度假

图书馆

艺术画廊

美国真人秀节目

奥运会和残奥会

再见，悲伤

网球

猫

加冰和柠檬的杜松子酒、奎宁水

野餐

骑自行车

酸辣酱

二手商店

就是这些。这就是我列的清单。它让我重新认识自己喜欢什么，重新认清我是谁。当然，我并不是一个酸奶狂热爱好者，但当我的世界翻天覆地时，喝酸奶能让我更加镇定。

然后我会特意去寻找一些充满希望的例子——帮助我重新点燃内心的火焰。这些微小的光芒或许不足以改变整个世界，但它们却可以给我们提供证据，证明这个世界并不完全是可怕的。只要我们能够发现并铭记那些微弱而渺小的光芒，在黑暗中寻找到一丝希望，就能够激发出内心深处的力量。

你可以仔细观察周围的人。从公园里玩耍的孩子们开始，看看他们脸上洋溢的快乐笑容。你可以关注身边那些乐于助人的善良之人——他们帮助他人拿到超市货架高处的罐头、鲜奶和冷冻食品，或者在别人需要时主动推婴儿车。你可以去动物收容所看看志愿者们如何呵护被遗弃的、无家可归的动物。你还可以留意当地风景区中捡拾垃圾的人，留意一下所有为别人作出爱心举动的人，那些仍然关怀他人的人。

在这个充满变数的世界上，我们总是会遇到各种挑战和困难。但是，只要我们保持积极乐观的心态，就一定能够找到自己在这个世界上的位置。雨后阴暗处的小路可能永远不会完全被阳光晒干，但我们学会了如何在充满泥泞的小径上小心翼翼地前行。最重要的是，你将继勇敢地续向前迈进，而我将与你同行。

致　谢

感谢利特尔–布朗出版社的汤姆·阿斯克（Tom Asker）。一如既往，感谢帕特里克。

★ 应对 + 再见系列 ★

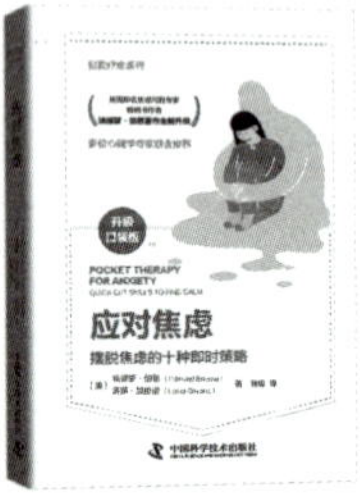
升级
口袋版
POCKET THERAPY
FOR ANXIETY
应对焦虑
摆脱焦虑的十种即时策略
中国科学技术出版社

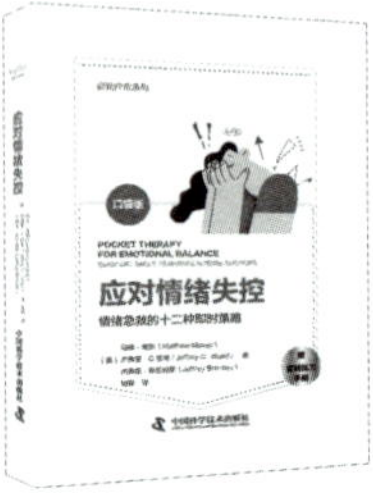
口袋版
POCKET THERAPY
FOR EMOTIONAL BALANCE
应对情绪失控
情绪急救的十二种即时策略
中国科学技术出版社

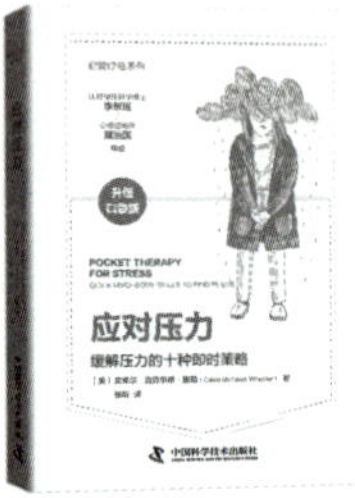
升级
口袋版
POCKET THERAPY
FOR STRESS
应对压力
缓解压力的十种即时策略
中国科学技术出版社

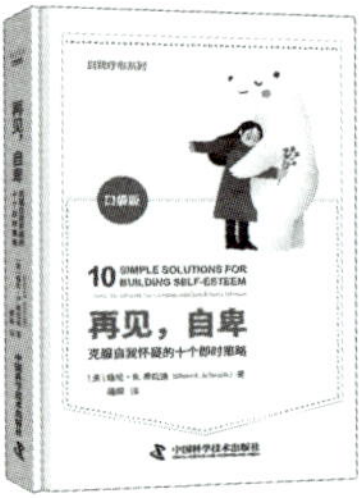
口袋版
10 SIMPLE SOLUTIONS FOR
BUILDING SELF-ESTEEM
再见，自卑
克服自我怀疑的十个即时策略
中国科学技术出版社

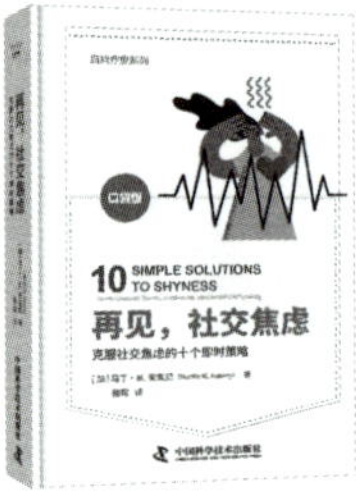
口袋版
10 SIMPLE SOLUTIONS
TO SHYNESS
再见，社交焦虑
克服社交焦虑的十个即时策略
中国科学技术出版社

★ 自我疗愈系列 ★

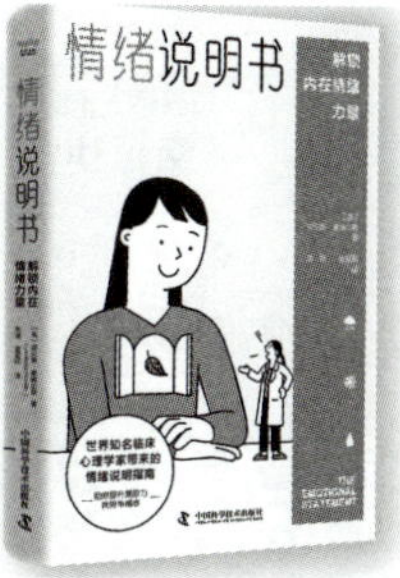
情绪说明书
解锁内在情绪力量
THE EMOTIONAL STATEMENT

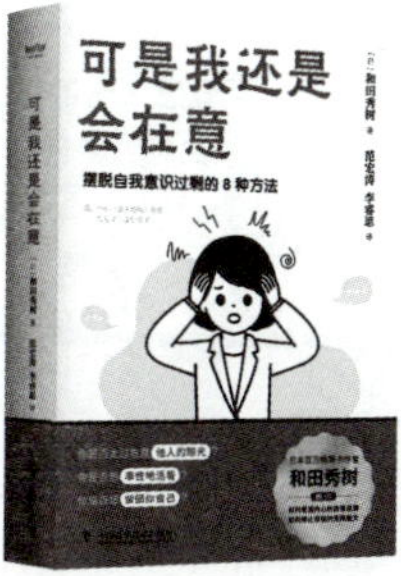
可是我还是会在意
摆脱自我意识过剩的8种方法
和田秀树

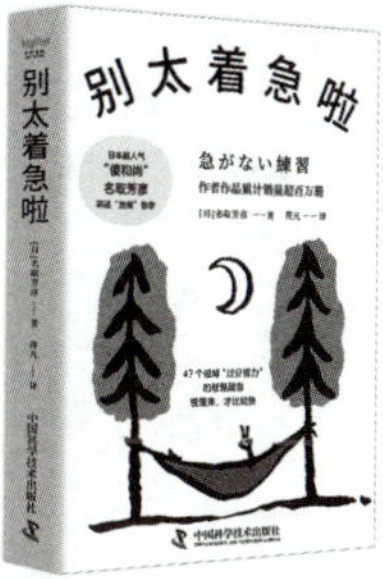
别太着急啦
急がない練習
作者作品累计销量超百万册
中国科学技术出版社

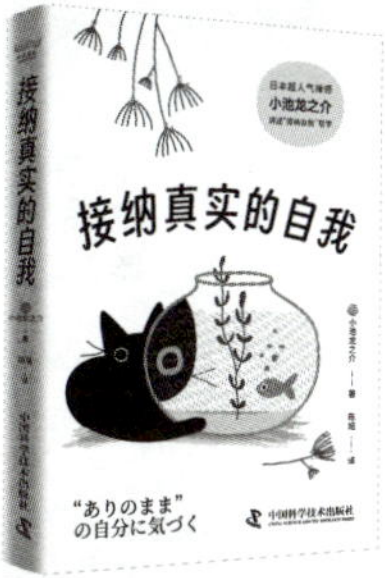
接纳真实的自我
小池龙之介
"ありのまま"
の自分に気づく
中国科学技术出版社

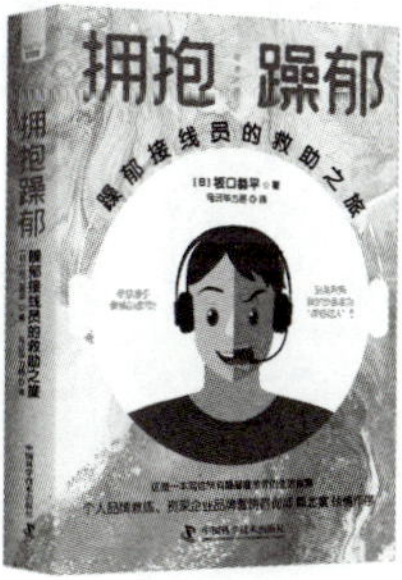
拥抱躁郁
躁郁接线员的救助之旅

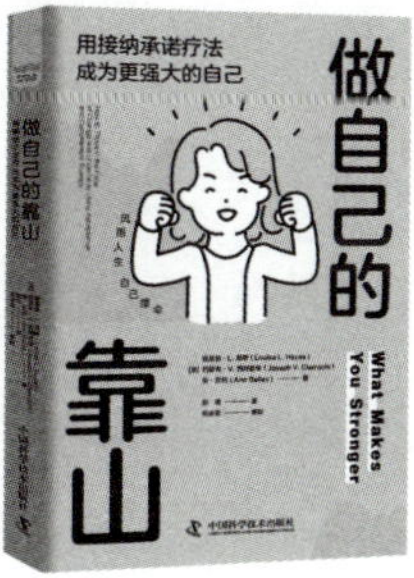
用接纳承诺疗法
成为更强大的自己
做自己的靠山
What Makes You Stronger
中国科学技术出版社

★ 敏感系列 ★

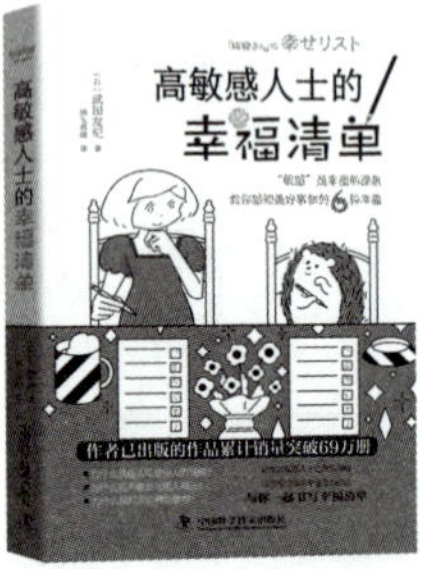
高敏感人士的
幸福清单
作者已出版的作品累计销量突破69万册

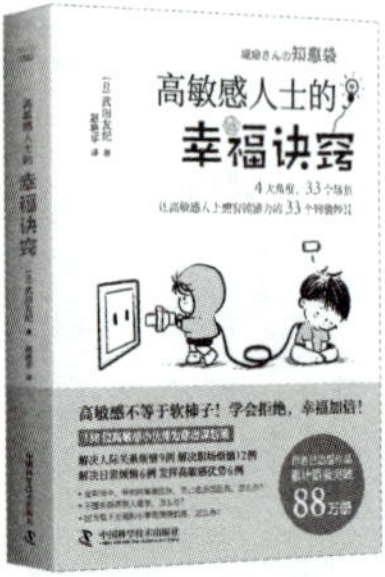
高敏感人士的
幸福诀窍
高敏感不等于软柿子！学会拒绝，幸福加倍！
88万册

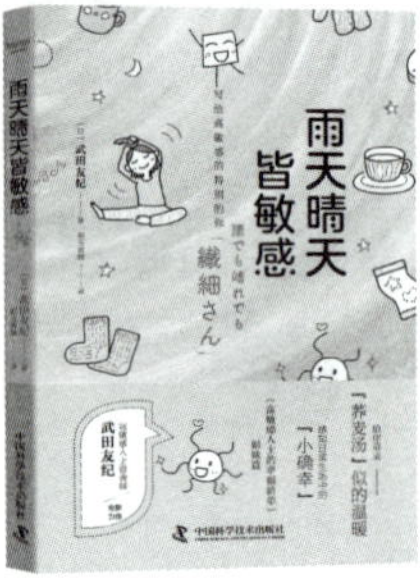
雨天晴天
皆敏感
武田友纪

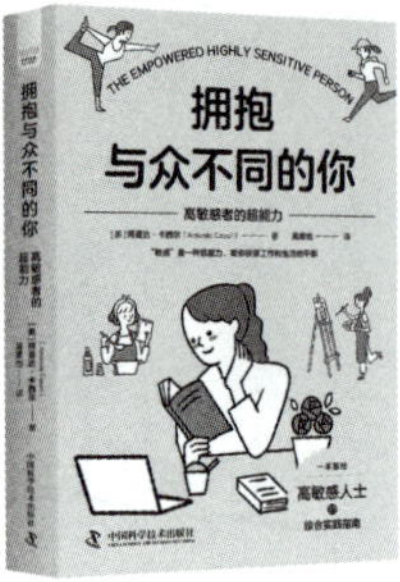
THE EMPOWERED HIGHLY SENSITIVE PERSON
拥抱
与众不同的你
高敏感者的超能力